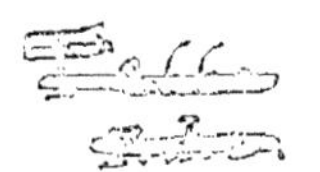

RÉFLEXIONS

SUR LA

DOCTRINE DES CRISES

DANS SON APPLICATION

AUX MALADIES DU NORD DE L'AFRIQUE,

COMPRENANT LE

MODE DE DÉVELOPPEMENT DES FIÈVRES D'ACCÈS

ET LEURS CONSÉQUENCES.

RÉFLEXIONS
SUR LA
DOCTRINE DES CRISES
DANS SON APPLICATION
AUX MALADIES DU NORD DE L'AFRIQUE,
COMPRENANT LE MODE DE DÉVELOPPEMENT
DES FIÈVRES D'ACCÈS ET LEURS CONSÉQUENCES;

Communiquées à la Société des Sciences médicales de la Moselle;

PAR LE DOCTEUR **CH. MONARD**,

Ancien Médecin principal de 1.re classe, ex Médecin en chef de l'armée d'Afrique, Chevalier de la Légion-d'Honneur et de l'Ordre de Charles III d'Espagne;

ET LE DOCTEUR **P. MONARD**,

Ancien Médecin ordinaire de 1.re classe, Officier de la Légion-d'Honneur et Chevalier de l'Ordre de Charles III d'Espagne;

Successivement Médecins en chef des hôpitaux de Mustapha, de la Salpétrière, du Dey et de Médéah, dans la province d'Alger; Membres Adjoints de la Commission scientifique de l'Algérie; Membres Titulaires de la Société des Sciences médicales de la Moselle, de la Société d'Histoire naturelle du même département et de la Société Médico-chirurgicale de Cadix.

Duo sunt præcipui medicinæ cardines, ratio et observatio. *(Baglivi.)*

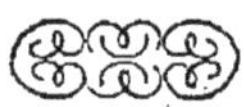

A METZ,
Chez VERRONNAIS, Imprimeur-Libraire et Lithographe,
rue des Jardins, 14.

1847.

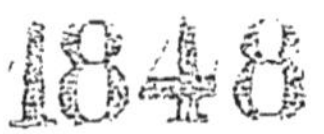

Introduction.

Rattachée aux sciences expérimentales, qui avec la connaissance des corps de leur domaine, comportent celles des forces qui leur donnent le mouvement, la pathologie, par les mêmes nécessités, comprend dans son étude non-seulement les actes morbides qui lui sont propres, mais encore la connexion de ceux-ci, ou leur mode de production et de succession, sans séparer des effets de leur cause.

Partageant ainsi l'attention entre les faits particuliers d'une part et les conséquences qui en dérivent de l'autre, elle conduit naturellement à une double opération, puisqu'elle appelle à compléter l'observation matérielle par des déductions et consiste réellement dans la recherche de la raison d'existence de tous les phénomènes suffisamment constatés.

Il est à regretter cependant que ce qui semble devoir être inséparable, c'est-à-dire l'observation matérielle et la systématisation, ait été au contraire, aux diverses époques de la médecine, le plus ordinairement divisé.

On le remarque, tantôt à la prédilection qu'ont inspiré les théories préconçues; tantôt à un éloignement, non moins exclusif, pour ces théories et à la préférence plus spécialement réservée aux descriptions sans mélange d'inductions, toujours entrevues avec une extrême défiance et sous la forme de vaines conjectures.

Cette dernière manière de voir est-elle plus sage que la première? Si celle-ci expose à édifier sans un examen suffisant des matériaux à mettre en œuvre; celle-là, à son tour, n'est-elle pas aussi fâcheuse, en laissant sans emploi ces matériaux confusément épars? Bien plus ne contribue-t-elle pas à entraver tout mouvement scientifique, en proscrivant de la sorte le raisonnement, et par suite inévitable, ces considérations d'ensemble, tribut de l'intelligence, quand les faits eux-mêmes sur lesquels elle s'exerce, n'attestent que la patience de celui qui s'est borné à les recueillir?

La patience, sans doute, appliquée à saisir avec exactitude tous les traits infiniment mobiles des maladies, est déjà un grand mérite; mais, si elle enrichit la science, seule, elle ne suffit pas pour la constituer. Celle-ci veut en outre la réunion en tableau fidèle de tous les traits dont il vient d'être question, appréciés dans leurs rapports mutuels et leurs liaisons les plus intimes, à l'aide d'autres facultés que la première ne peut remplacer toutes. Ainsi s'accomplissent les travaux qui honorent le plus l'esprit humain; ainsi se révèlent les législateurs de l'art.

Le praticien lui-même ne peut rester étranger au bénéfice de la pensée ainsi transformée insensiblement par la réflexion en idées systématiques, quand, à chaque instant, pour coordonner ses observations de chaque jour, régler sa conduite d'après des motifs autres que ceux d'une tradition empirique, il sent le besoin d'un guide.

Obéir sans cesse dans l'exercice de sa profession à une nécessité de ce genre, et en refuser l'aveu, se taire sur ce qu'on a pensé, quand il s'agit de rendre compte de ce qu'on a vu, paraît un contre-sens.

Pour ce qui nous regarde, cherchant à l'éviter, en séparant aujourd'hui de l'objet habituel de nos études en Afrique, la question des crises, nous essaierons d'en entreprendre plus franchement l'exposition, en examinant d'abord les conditions de l'organisme les plus favorables au développement des phénomènes qui s'y rattachent; en cherchant ensuite la définition la plus convenable sous laquelle ces phénomènes peuvent être présentés, pour indiquer successivement leurs principaux caractères, les causes susceptibles d'influer sur l'obscurité de leur manifestation, et enfin les formes qui les distinguent entre eux, et leur assignent une part plus ou moins grande dans la solution heureuse des maladies.

EXAMEN DES CONDITIONS

DE L'ORGANISME LES PLUS FAVORABLES AU DÉVELOPPEMENT DES PHÉNOMÈNES CRITIQUES.

Notre intention dans cette recherche est de nous borner, sans discussions théoriques, à l'interprétation, qui nous a semblé la plus naturelle, des faits pratiques que présentent les maladies les plus répandues en Afrique, et dont la mutuelle dépendance et le rapprochement, sous le point de vue de l'ordre dans lequel l'observation attentive peut en saisir le développement, donnent lieu à des conclusions qui concilient la plupart des opinions exprimées à leur égard, comprenant également, indépendamment de ce qu'on peut entendre par phénomènes critiques, l'explication, confondue avec la leur, de quelques autres difficultés à la solution desquelles, jusqu'à ce jour, une expérience assez longue paraît avoir fait défaut.

Plus favorisés, sous ce rapport, par les circonstances, elles ont été pour nous un enseignement sans égal; mais nous consultons moins nos moyens que notre zèle, en cherchant à en reproduire quelques traits, en nouveau complément scientifique de la dette de laborieuse et pénible activité que longtemps nous avons eue à acquitter en Afrique.

Sur ce théâtre des maladies multipliées annuellement à des époques fixes et sous une forme qui les spécialise, en justifiant la qualification d'épidémique qu'elles ont reçue, le médecin, après s'être dévoué à l'analyse scrupuleuse des faits particuliers offerts en si grand nombre à son observation, ne tarde pas à se sentir entraîné au-delà du cercle modeste que comporte l'investigation de tous les détails d'une affection considérée isolément.

La constance et la similitude de certains phénomènes, en sollicitant avec un égal intérêt, et leur appréciation dans chaque cas, et celle de la valeur de leur manifestation dans tous, le conduisent naturellement à une première tentative de généralisation.

Acceptant cette tâche nouvelle comme inséparable de celle qu'il s'est déjà imposée, il s'y livre, avec d'autant plus de raison, que les faits, d'abord séparément interrogés, resteraient stériles s'il ne les rapprochait entre eux pour les forcer à se prêter une mutuelle lumière, et en déduire plus sûrement lui-même des principes indispensables au lit des malades : là, où il convient surtout de pouvoir dire, non-seulement j'ai vu, mais encore j'ai compris.

Ce qui ressort d'un premier examen ainsi étendu, c'est la constatation d'un trouble morbide précédant toutes les formes des maladies régnantes, et fournissant à ce titre, et comme modification organique fondamentale, un caractère propre et précis à la constitution médicale.

Ce caractère de toute évidence quand on ne sépare pas d'un trouble fonctionnel devenu général, tous les prodromes qui en marquent le début, heureusement associé à tous ceux qui résultent de l'ensemble des diverses conditions de climat, de saison, de température ou de localité, permet alors de ne point séparer des effets bien remarquables de la cause qui les produit; et, lors même, comme dans le choléra, ou d'autres affections épidémiques, que cette dernière se déroberait à notre exploration, seul il suffirait encore pour distinguer entre toutes, sous la dénomination d'intermittentes, cette grande classe de maladies jusqu'à ce jour rebelle aux efforts des classificateurs adversaires de l'essentialité des fièvres.

C'est donc, dans la constitution médicale de l'Algérie, un élément de la plus haute importance. Il établit d'une part les rapports de la maladie avec l'influence des agents extérieurs; il constitue de l'autre l'essence de cette dernière, et se lie intimement à son existence; il est destiné en outre à des provocations morbides ultérieures, plus variées et de nature différente, à l'interprétation desquelles se rattache, avec une foule d'indications thérapeutiques, la question des crises que nous nous proposons d'examiner en ce moment.

A tant de titres il importe de le définir.

Appartenant à la série des symptômes dynamiques, d'une indispensable initiative sur celle des symptômes anatomiques, il est représenté par une modification vitale vicieuse du système nerveux, plus particulièrement révélée par le trouble des principales fonctions auxquelles président les plus importantes des diverses parties qui constituent l'ensemble de ce système.

Cette modification a lieu, à la fois ou successivement, dans le cerveau, dans le prolongement rachidien, aux extrémités des nerfs, dans la trame des tissus où s'accomplissent la calorification, la nutrition, les sécrétions, et, où se combinent, indépendamment des communications établies entre leurs centres, les relations réciproques des appareils de la vie sensitive et de la vie organique, destinés à entrer tour à tour plus spécialement en action et soumis dans cette circonstance à des oscillations plus marquées qu'à l'état physiologique.

A divers degrés, ou plus ou moins appréciable dans les divers points du premier de ces appareils, cette modification n'est pas moins susceptible de s'étendre au second, suivant l'intensité ou la durée des causes qui lui donnent naissance.

En correspondant ainsi à l'impression de celles-ci, et comme leur premier résultat, en elle se résume le caractère de la constitution médicale, et plus particulièrement celui des fièvres d'accès, qui toutes en la présentant et ne pouvant être conçues sans sa participation, offrent déjà alors, ce que quelquefois on a désigné sous le nom d'élément intermittent, ou tout au moins, la condition première des réactions ultérieures qui doivent déterminer l'intermittence elle-même, en nous représentant dans son ensemble une crise réelle.

On ne peut autrement en déterminer le siége. Nous conviendrons également, bien persuadés d'ailleurs de l'inutilité de tous les efforts pour circonscrire ce qui ne peut l'être dans la nature, que cette localisation, comparée à toutes celles habituellement reconnues et souvent peut-être trop arbitrairement restreintes, en diffère surtout en ce qu'elle comprend primitivement l'affection sans limites précises de l'un des systêmes généraux de l'économie. Apparaissant comme l'expression d'une condition morbide essentielle, c'est à sa suite que se manifestent à leur tour des conditions morbides d'un autre ordre, donnant lieu au développement d'une seconde catégorie de symptômes, appelés anatomiques ou matériels, bientôt confondus avec ceux de la première reconnus dynamiques ou vitaux, pour révéler ensemble le secret de la vie pathologique dont les uns et les autres isolément sont impuissants à dévoiler le mystère.

Ce qui tend à démontrer cette vérité, ce sont les insurmontables difficultés éprouvées de tout temps pour arriver à une bonne définition de la maladie, embrassant sans omission, sans présomption ou contradiction, tous les phénomènes propres de cet état.

On n'y parvient pas en s'obstinant, à l'imitation de la plupart des anciens auteurs, à ne tenir compte, dans cette circonstance, que du principe des mouvements et de ses nombreuses perturbations. On n'est pas plus heureux avec quelques pathologistes modernes, en ne voulant voir, dans toute maladie, qu'une altération matérielle des solides ou des fluides, ou des uns et des autres à la fois.

Les médecins de l'école physiologique, en admettant qu'alors la maladie résulte de l'irrégularité des fonctions, et que dans la plupart des cas il y a excitation, stimulation, irritation, expriment, il est vrai, le concours d'un phénomène dynamique et d'une lésion matérielle qui, nécessairement, en est la conséquence, mais ils attendent toujours cette conséquence pour lui attribuer l'irrégularité fonctionnelle; en sorte qu'ils ne font que déterminer le mode et l'origine de l'altération matérielle que les précédents se contentent d'indiquer.

Allant plus loin, les médecins de la même école, quelle que soit l'obligation de reconnaître que c'est tantôt un dérangement de fonction qui peut seul constituer la maladie, tantôt une altération matérielle, sans séparer jamais cette dernière de son principe originel, ils la supposent toujours, malgré l'impossibilité de la démontrer constamment, comme dans les fièvres périodiques, par exemple, où, quand contre toute attente de leur part, elle ne se rencontre pas dans les voies digestives, ils n'hésitent pas à en proclamer, sous forme d'hypérémie ou d'irritation cérébro-spinale, l'existence dans les centres nerveux, lors même que diverses épidémies de méningites cérébro-spinales bien plus réelles et très-différentes des fièvres elles-mêmes auxquelles elles se trouvent ainsi assimilées, viennent à propos démontrer ce qu'à d'étrange cette assertion.

Là, sans contredit, ils font une supposition, qui n'est que la reproduction des errements de l'antiquité, en ce sens que vitalistes incomplets et matérialisant toujours, ils ont le tort en créant une abstraction de la matérialiser encore, comme les vitalistes purs avaient autrefois celui de spiritualiser les leurs en les appelant : *Subtilissimus vapor, aura, vel spiritus vi et efficaciâ potens.*

Sans doute en atteignant directement le tissu des organes, on trouble les fonctions que ces organes sont chargés de remplir : l'ordre et l'harmonie des fonctions tiennent à leur intégrité. Mais s'en suit-il pour cela qu'un organe ne puisse exécuter un acte insolite sans qu'il y ait préalablement, ou même aussitôt, altération matérielle dans son tissu? On ne peut le penser, surtout pour les maladies nées sous l'influence des constitutions atmosphériques, sous l'influence des affections morales ou sous celle de certains miasmes, car vingt fois les autopsies prouveraient le contraire, quand d'ailleurs il serait difficile de concevoir comment ces causes auraient pu compromettre le tissu des organes sans influencer d'abord leur vitalité.

Or, pour comprendre dans une définition tous les cas de ce dernier genre, comme ceux du premier, il est sage peut-être de considérer la maladie dans sa plus grande généralité, en la représentant, soit dans certains cas assez rares, comme un état passif, soit dans tous les autres, comme un acte accidentel de l'organisme, consécutif à une cause interne ou externe. En qualifiant cet acte de réaction, ce n'est que pour indiquer l'ordre, la liaison, la succession des phénomènes qui le composent, sauf à déterminer ultérieurement la nature de la cause provoquant cette réaction, effectuée elle-même par les organes, c'est-à-dire, ayant pour intermédiaire le cœur et les centres nerveux, si elle est générale, ou seulement les nerfs et les vaisseaux de la partie affectée, si elle est locale, ou plus directement le système nerveux splanchno-vasculaire.

De cette manière on ne préjuge rien; on n'est pas lié par des prémisses en examinant les faits; on n'est pas obligé de se montrer vitaliste ou anatomo-pathologiste quant même. On peut être l'un et l'autre à propos et reconnaître des symptômes dynamiques ou vitaux et des symptômes anatomiques ou matériels, de même que l'indispensable nécessité des uns ou des autres pour pénétrer, comme nous le disions tout à l'heure, le secret de la vie pathologique, surtout dans les maladies qui font le sujet de nos réflexions en ce moment.

La liaison, l'enchaînement, l'admirable harmonie de chacun de ces symptômes, et tout ce qui en eux nous permet d'apercevoir cette unité pressentie par Bichat, lorsqu'il dit que la nature avare de moyens est prodigue de résultats, et qu'un petit nombre de causes préside partout à une multitude de faits, imposent de sérieuses obligations, et la plus pressante de toutes est sans contredit celle qui invite, lorsqu'il s'agit de l'examen de quelques-uns d'entre eux, à n'en pas séparer l'exposition des conditions principales inséparables de leur développement.

Engagés dans cette voie à l'occasion des phénomènes critiques, si, en sentant que pour arriver à leur détermination et à celle de leurs rapports avec la constitution médicale, déjà nous avons reconnu qu'il fallait, parmi les éléments de cette constitution, signaler celui qui la spécialise, le définir, voir en lui une modification dynamique et en indiquer le siége, nous reconnaissons également, et l'insuffisance de ce premier pas pour éclairer la question qui nous occupe, et la nécessité d'aller au delà, en exprimant, en outre, notre conviction, d'abord sur la nature intime, ensuite sur les conséquences de cette modification dynamique.

Entendue ou limitée, brusque ou lente dans sa manifestation, ses effets peuvent varier à l'infini, mais sa nature ne change pas; et, soit épuisement du principe dynamique dont le système nerveux est le siége, soit inaptitude de la pulpe nerveuse à en recevoir l'impression, elle est toujours asthénique.

Que cette opinion, à une époque où de longues discussions, tout en agrandissant le domaine scientifique et en y apportant d'utiles réformes, ont propagé l'esprit de doute, ne puisse espérer la faveur d'être accueillie sans le provoquer à son tour; qu'il ne lui soit pas donné non plus, en se produisant, de rencontrer le secours de cette effervescence que Pinel reconnaissait dans un adversaire plus habile que des devanciers à faire prévaloir une grande vérité; qu'elle n'excite même que la défiance par la supposition gratuite d'une atteinte portée à des idées reçues et toujours protégées par le prestige d'un grand nom, nous n'en devons pas moins l'aveu avec franchise et rapporter sommairement les motifs de son adoption.

Que signifie, en effet, au début d'un accès, cette lassitude profonde, cet affaiblissement marqué des sens, ce trouble de la pensée, ce découragement, cet abandon de plus en plus complet des forces, ce froid général, ces tremblements, cet affaissement marqué des traits privés de toute expression, cette pâleur et cette teinte livide de la face, cette sécheresse de la peau, cette petitesse du pouls, ces défaillances ?

Que cet état se prolonge, qu'il s'aggrave, qu'il devienne même rapidement mortel par un de ces effets qui n'ont de comparables que ceux de la foudre ; ou bien au contraire, qu'il n'ait qu'une médiocre intensité et une courte durée, pour amener à sa suite les phénomènes d'un ordre opposé, dont nous aurons bientôt à nous occuper, il n'en a pas moins sur ces derniers l'initiative, soit qu'il permette ou entrave leur développement que quelquefois même il rend impossible.

C'est à ce titre qu'il forme le fond des fièvres d'Afrique, dont chaque accès semblable à une action dramatique, comporte une exposition, un développement, des complications et un dénouement.

Ne pas accorder à chacune de ces circonstances une égale attention, comme on l'a souvent fait ; se laisser plus particulièrement éblouir par l'une d'entre-elles, ainsi qu'on en a également des exemples, c'est compromettre d'avance le jugement à porter sur leur ensemble. Il en est de même de l'appréciation plus ou moins exacte des unes et des autres, car en pathologie, le plus ou le moins a toute l'importance qu'ont en arithmétique les fractions, qu'il suffit de négliger, pour fausser d'autant plus un calcul, que celui-ci se compose d'un plus grand nombre d'opérations.

Mais poursuivons, arrivons aux conséquences de l'état de prostration, ou autrement au développement d'un accès après de tels prodromes, état passif devenant cause interne d'une réaction qui, faisant partie de cet accès, doit le compléter.

Et voyons d'abord ce qui a lieu à l'état normal, où, par un procédé analogue, se réalise un de ces résultats dont la nature est prodigue.

Qui n'a pu s'apercevoir de ces remarquables dispositions de l'organisme lui-même, dont en santé toutes les actions appelées à concourir au même but, sont coordonnées de manière à jouir alternativement d'un mode d'activité plus prononcé et d'une période de repos non moins marquée, et sensible à différents degrés pour chacune d'elles?

Ce balancement des actions organiques, effectué avec périodicité, n'a d'autre origine qu'une nécessité de réparation des forces épuisées par l'exercice fonctionnel; et dès-lors, à l'influence nerveuse qui régit ce dernier, se substitue avec plus d'empire celle qui préside aux mouvements de nutrition, favorisant dans chaque organe une réaction normale indispensable à leur entretien et au rétablissement de l'équilibre qui doit exister entre tous. C'est à ce moment que peut être comparée l'intermittence en pathologie.

Entrevu avec plus d'ensemble, c'est toujours le même phénomène, le même besoin, avec alternatives de repos plus impérieux et d'activité plus prononcée. Dès que les sensations, les perceptions, le jugement deviennent graduellement impossibles ; dès que les muscles cessent d'obéir à la volonté; dès que le sommeil, en un mot, succède à la veille, ainsi sollicité par la défaillance de l'appareil des sensations, l'appareil splanchnique à son tour, entre plus particulièrement en action, pour lui restituer l'énergie qu'il a perdue et accomplir plus librement et plus complètement dans le silence des impressions extérieures, une œuvre de réparation.

Ici la réaction s'est généralisée ; elle se complète en s'associant les sympathies qui au moyen de nombreux filets de communication entre les appareils cérébro-spinal et splanchnique, établissent plus intimement et diversement la connexion des fonctions et leur consensus.

La chaîne de la vie n'existe que par le secours que se prêtent mutuellement les actions organiques et de relation, alternativement mises en jeu par des oscillations incessantes de dépression ou de tension, de faiblesse ou d'énergie de l'appareil auquel elles correspondent.

Dominé par les idées les plus généralement adoptées relativement à l'appréciation des phénomènes qui concourent à l'entretien de la vie, et en se rappelant, à cet égard, ce qui, répété par les plus hautes autorités de la science, a été formulé en disant : que la vie ne s'entretient que par les stimulants extérieurs et plus particulièrement par le calorique mettant en jeu la puissance inconnue qui compose les organes, on est naturellement porté à considérer cette proposition comme si parfaitement établie, que bien souvent il arrive de n'accorder qu'une médiocre attention aux faits qui cependant semblent indiquer qu'elle ne peut être exclusive.

Tel a été le sort de ceux que nous rapportons en ce moment, en signalant ce balancement des actions diverses de l'organisme, remarquables par la dépendance de leur augmentation et diminution alternatives. C'est néanmoins pour les organes, dans tous ces cas, une source intérieure d'excitation, concourant au même but que la première et suppléant parfois à son insuffisance.

A ce titre, il convient d'en tenir compte ; non qu'il s'agisse par là d'expliquer la vie plus que de toute autre manière, mais bien plutôt d'exprimer ce qui se passe, quand ce qui se passe est si positivement du domaine de l'observation pratique.

Sans aucun doute, l'importance des agents impondérables auxquels on attribue le rôle de stimulants extérieurs, reste la même, et nous avons toujours à les considérer sous le rapport de leur indispensable intervention, égale pour tous, dans la perfection des matériaux alibiles, comme sous celui de la faculté dont ils jouissent de révéler leur présence par des impressions directes, profitables par leur transmission, et destinées en outre, avec celles des autres corps de la nature, à solliciter les organes à s'approprier ce qui importe à la vie, ou à les avertir, dès qu'elles sont trop fortes ou trop faibles, de ce qui peut la troubler et nécessiter leur tendance à y résister ou à y suppléer.

Par cela même, ce moyen n'est pas le seul témoignage des ressources qu'exige le besoin d'équilibre entre toutes les fonctions : l'influence des organes les uns sur les autres, les fluides dans leurs rapports entre eux et avec les solides, la transformation des substances alimentaires en humeurs propres, celle des liquides en solides et de ceux-ci en liquides, nous en offrent une infinité d'autres qui se développent en nous, comme une série de mouvements en antagonisme.

La faiblesse des uns, en correspondance avec l'activité des autres, ne représente dans les tissus ou la matière nerveuse destinée à les produire, que les degrés variables d'excitation qui tend à s'affaiblir et à s'exalter alternativement. Et alors, de ces deux états constamment en opposition, l'affaiblissement n'est pas moins dans l'ordre de la nature que la réaction qui en est la suite, car il faut que chaque organe perde, avant d'en recevoir une nouvelle, la surexcitation qu'il a éprouvée d'abord; autrement, celle-ci par sa permanence, et ne pouvant qu'augmenter, constituerait bientôt en lui une véritable irritation avec appel plus considérable de fluides.

Il y a donc, pour chacun d'eux, manifesté avec plus ou moins d'énergie, un temps obligé d'excitation décroissante, qui est celui du repos; puis un temps d'excitation réactionnelle plus vive qui renouvelle l'abord des matériaux de nutrition et décide le départ de ceux qui y ont servi; et enfin une période d'excitation normale, d'intermittence physiologique, d'état mixte ou de neutralité entre l'excès et le défaut d'excitation, qui est celle de leur exercice fonctionnel le plus régulier, et dont la durée varie selon la nature des actes qu'ils ont à remplir.

Cette disposition de l'organisme n'est pas également sensible chez tous les individus; chez les femmes et chez les enfants, elle est surtout marquée. Certaines constitutions atmosphériques en exagèrent accidentellement le développement, et elle imprime un cachet particulier aux populations sous certaines latitudes. On la désigne vaguement sous les noms de mobilité nerveuse, de constitution mobile, de tempérament nerveux.

De l'ordre physiologique à l'ordre pathologique, la gradation est insensible. Plusieurs causes morbides en reproduisent partiellement et temporairement les phénomènes ; d'autres les généralisent davantage. On sait, par exemple, que certains corps inorganiques, que certaines substances végétales inassimilables, ont la propriété d'affaiblir la vitalité des tissus avec lesquels ils se trouvent en contact, et que s'ils ne l'éteignent pas toujours, c'est que les lois de la vie, en réagissant, parviennent à en neutraliser l'effet. Or cette réaction elle-même, qui n'est autre qu'une excitation consécutive à une sédation, étrangère à l'action des stimulants externes ou internes, suffit pour démontrer la possibilité des successions de ce genre et avec plus d'étendue.

Elles sont en effet assez nombreuses; et, on a exprimé une grande vérité en reconnaissant que la diminution de vitalité d'un système ou d'un appareil, entraînait souvent l'exaltation de plusieurs autres. Il s'agit manifestement ici des diminutions primitives de vitalité, ajoute Broussais; et entre autres causes, il cite le froid.

Pour nous la question ne s'étendant pas à toutes les causes auxquelles on peut attribuer légitimement de semblables résultats, et n'ayant à nous occuper que des effets, nous devons, pour le moment, nous borner à l'exposé des conséquences de ceux qui, au début des fièvres périodiques, nous ont déjà offert le témoignage irrécusable de la dépression du système nerveux et de son état de prostration.

De même qu'en santé, à l'état morbide la puissance nerveuse ne peut davantage baisser dans un ordre de fonctions, sans que dans un autre un mouvement contraire ne se montre disposé à la relever; seulement la succession de deux états opposés n'est plus aussi régulière, et les rapports d'intensité ou de durée de l'un et de l'autre deviennent infiniment variables.

Lente ou brusque, tantôt violente, tantôt obscure, souvent confuse, limitée d'abord à quelques points de l'organisme qui après avoir fourni le premier témoignage de l'existence, conservent le privilège d'en offrir le dernier, cette succession s'y traduit enfin sous forme de réaction exagérée, et ce n'est le plus ordinairement qu'après s'être ainsi manifestée dans les centres nerveux, que par leur intermédiaire, le cœur, auparavant spasmodisé, recouvre avec excès son énergie, augmente et généralise par son influence la puissance d'une réaction quelquefois bien péniblement commencée.

Dès ce moment, la circulation ne se borne plus à des afflux partiels et irréguliers ; le sang parcourt moins les voies qui ne sollicitaient plus que faiblement son abord, qu'il ne s'y précipite ; et sa présence dans les capillaires a aussi un résultat : quand les congestions qu'il a pu former ne sont pas trop intenses, quand le mouvement qu'il y éprouve n'use pas la vie par excès de stimulation, il la ranime au contraire par des secousses plus répétées et mieux réparties, réveille par ce moyen les sympathies, les régularise au profit de l'harmonie et ouvre, en outre, par son action sur les sécréteurs, une voie aux éliminations.

Ainsi, pour qu'un accès se développe, il faut que la réaction, point de départ des crises, s'opère. Cet accès est larvé, quand un seul point de l'organisme réagit sans jamais, d'une manière sensible, réveiller l'action du cœur, malgré la prédominance d'accidents quelquefois formidables. Il est pernicieux, quand sous l'influence des causes les plus délétères, le système nerveux a subi une modification si complète, que pour triompher de la plus extrême prostration, il n'y a plus, ou à espérer de réaction, ou à compter sur celles qui tardent trop à se prononcer. Il est encore pernicieux, quand dans des conditions tout aussi défavorables, la réaction quoiqu'établie, entraîne une concentration exclusive et se montre par sa violence relative susceptible de compromettre bientôt l'organe dans lequel elle se limite. Dernier témoignage tumultueux de l'existence, dernière érection vitale, elle subsiste néanmoins comme le dernier anneau de la chaîne qui lie entre eux les deux arbres sensitifs, cérébral et ganglionnaire.

Si ce sont les centres du premier qu'elle affecte, en s'y révélant par le délire, le coma ou des convulsions tétaniques, elle est d'autant plus funeste que ceux-ci, comme dans la vieillesse ou l'enfance, ont à supporter une stimulation à laquelle ils sont peu en état de répondre ; si ce sont les centres du second qui en deviennent le siége, non moins menaçante, le cerveau alors n'est plus tiré de son engourdissement que par la perception d'angoisses inexprimables ou celle d'atroces douleurs ; et, dans ce cas, comme dans le précédent, pour conjurer le plus pressant danger, il faut toujours que la réaction cesse d'être isolée ; il faut qu'elle se dissémine pour s'amoindrir en s'associant aux diverses actions organiques que le mouvement circulatoire, plus décidement mis en jeu, provoque à son tour avec plus de régularité et d'ensemble.

Il y a fièvre enfin et fièvre proprement dite, quand ce dernier résultat est obtenu.

Il a lieu dans le plus grand nombre des cas, et assez généralement d'une manière si heureuse, que chaque médecin en le constatant, en jugeant ce que d'autres moins éclairés pourraient prendre pour une aggravation, loin de concevoir des alarmes, ou de conserver les inquiétudes qu'inspire toujours un accès pernicieux, se livre au contraire à l'espérance et résume en deux mots sa satisfaction, en disant son malade sauvé.

L'expérience lui a appris à reconnaître le moment qui permet de tenir ce langage. Sur ce point l'opinion est unanime ; car, en réalité, d'après le fait considéré en lui-même, et sauf les complications phlegmasiques qui peuvent survenir et exercer ultérieurement la vigilance, en annonçant, comme de bon augure, un paroxisme fébrile, et son entier développement, comme le terme de deux phases également dangereuses, on n'avance rien que l'observation ne vienne confirmer tous les jours.

Ainsi, cette fièvre, qui d'abord n'est et ne peut être qu'un effet, est destinée à en produire d'autres à son tour ; de même qu'à chaque instant, dans l'organisation humaine, un effet quelconque devient cause à sa manière, en faisant partie d'un tout où tout réagit sur tout.

Que conclure de semblables phénomènes ? Analogues aux résultats fonctionnels qui concourent à l'entretien de la vie, n'en différant que par plus de vivacité, qui peut se refuser de voir en eux des mouvements conservateurs nécessaires au rétablissement de l'équilibre momentanément troublé ; qui peut se refuser de voir en eux une force de résistance naturellement développée en nous, opposée à l'action des causes morbides qui nous entourent et susceptible d'en repousser l'aggression au lieu de s'épuiser elle-même ?

Non, ce qui est le fruit de l'observation, libre d'engagements ou de préoccupations systématiques, ne peut facilement être révoqué en doute. On y verra plutôt un témoignage de la puissance des faits, se révêlant comme déjà il s'était révélé à Hippocrate lui même reconnaissant une nature médicatrice.

Cependant, empressons-nous de le déclarer, ce dogme de

la médecine antique, qui lie la philosophie de l'art à la pratique, pour satisfaire l'esprit de sage réserve qui distingue notre époque, ne peut plus se présenter que dépouillé de l'empreinte des idées particulières à chacun des siècles qu'il a traversés avant d'arriver jusqu'à nous.

Il ne peut plus être spiritualisé avec Stahl ou Vanhelmont, imbu de théories mécanico-humorales avec Boherhave, ou vitalisé avec Barthez. Chacune de ces hypothèses, comme conjecturales, nuisent à la pureté de son origine, et lui font, par un rejet, partager le sort de toute vérité mal présentée.

Mais s'il n'est pas l'expression d'un principe unique gouvernant l'économie, intelligent ou aveugle, impatient ou découragé, animé de sentiments divers contradictoires, ou destiné seulement à la coction ou à l'élimination, également mal définies, d'un *quid crudum*, il n'est pas moins représenté par des résultats fonctionnels qui suffisent à son interprétation.

Ainsi, par exemple, quand, comme condition de la vie se réalise le maintien de la chaleur animale à un certain degré, en nous bornant à l'examen des rapports matériels et organiques qui existent entre toutes les fonctions, nous n'avons besoin de remarquer que l'augmentation des transpirations pulmonaire et cutanée, destinées à dépenser l'excès de chaleur que produisent les mouvements combinés de la respiration et de la circulation accélérées, ou la diminution de ces exhalations proportionnée au calme plus ou moins grand des mêmes mouvements; et, nous n'ajouterions rien au fait lui-même, en attribuant l'équilibre de température qui en résulte, à l'intervention d'une propriété vitale particulière.

De même, quand, chez la plupart des individus, la privation des aliments se fait diversement sentir, et lorsque les uns succombent à l'excès des souffrances avant d'avoir épuisé le surcroît de fluides circulants ou déposés sous forme de graisse, comme des matériaux en réserve, tandis que les autres, au contraire, épuisent ces matériaux, nous n'avons à voir encore dans ces circonstances qu'un effet du mutualisme des organes et de leur influence réciproque. Les mouvements qu'ils éprouvent sous la dépendance de l'irritabilité qui leur est propre, ou se transforment aussitôt en une réaction violente qui se communique à tous, ou bien, beaucoup plus faibles, retardent le développement de cette réaction, qui, même chez le vieillard, peut ne pas se déployer et rendre la mort la conséquence directe de la soustraction des aliments, en épargnant les angoises inséparables de la faim dans le jeune âge.

Comment se rendre compte de toutes ces différences? Comment se rendre compte d'une infinité d'autres, remarquées en outre dès que les jouissances que nous procurent les excitants moraux, venant à nous manquer, l'inquiétude, le malaise, un profond découragement, l'abandon de nous-mêmes d'autant plus complet que nos désirs ont été plus souvent trompés, préludent à cette excitation réactionnelle, donnant tantôt heureusement le change à la douleur, et tantôt aussi troublant les idées, en s'élevant au degré d'une irritation dont l'encéphale est toujours le siége, si ce n'est en cessant d'invoquer le concours d'un principe vital unique, être de raison, dit-on, mais incapable cependant de la satisfaire, dès qu'on en sépare la puissance de l'action diversement modifiée des organes eux-mêmes.

Dans toutes les maladies enfin, qui empruntent aux réactions les formes les plus variées, l'intervention du même principe n'est pas réclamé davantage, et toute explication repose sur la considération des actions organiques elles-mêmes, et sur leur succession, étudiées d'après les oscillations que leur font subir le degré variable d'innervation accidentellement rendu plus sensible dans chacune d'elles.

Faire de la sorte abstraction d'un pouvoir occulte, échappant à toute démonstration, c'est restituer à celui de la nature, reconnu d'après les actes mêmes de l'économie, toute son évidence; c'est enlever à la métaphysique une question de physiologie et s'appuyer sur les données d'une science qui longtemps fit défaut, pour donner aux paroles d'Hippocrate, le sens dont son génie ne pouvait avoir que l'instinct, lorsque par une anticipation hardie, et avant d'avoir soulevé le voile qui en cachait encore les principaux détails, il signalait un résultat, qui véritablement n'est autre que le rétablissement de l'équilibre dû à l'éloignement des causes morbides, après une lutte accompagnée d'un accroissement considérable de chaleur qui depuis a été appelé *fièvre*.

Cette doctrine sanctionnée par la vénération des siècles réservée à son auteur, n'a pu jouir d'une aussi grande faveur que comme vérité fondamentale et fait d'observation n'excluant rien de ce qui peut en éclairer le principe. Plus souvent dominante que sérieusement contestée, les praticiens les plus célèbres trouvèrent en elle un guide fidèle, lui rendirent hommage, et Broussais surtout, qui ne pouvait la méconnaître, cherche à expliquer les efforts médicateurs par les sympathies.

Si, dit-il, les irritations sympathiques que les principaux viscères déterminent dans les organes sécréteurs exhalants et la périphérie, deviennent plus fortes que celles des viscères, ceux-ci sont délivrés de la leur et la maladie se termine par une prompte guérison. Ce sont les crises.

Mais comme dans les maladies d'Afrique, l'irritation préalable des viscères ne se rencontre pas toujours pour rendre compte d'une manière satisfaisante de ces sympathies, que Broussais appelle critiques, il fallait bien en attribuer le développement au mouvement fébrile lui-même et rechercher plus haut la véritable cause de celui-ci.

Il le fallait, pour n'excepter aucun fait, les concilier tous, et concevoir la doctrine de Cos dans les applications plus larges dont elle est susceptible.

Ce n'est pas à dire cependant, en reconnaissant une nature médicatrice, que les maladies guérissent seules toujours, à l'aide d'un mouvement fébrile, mais, au contraire, ce qui est différent, que ce mouvement est l'expression la plus étendue des efforts médicateurs, qu'il renferme les éléments d'un plus grand nombre de crises, que l'art en un mot ne guérit qu'en saisissant les indications qu'il présente, ou en d'autres termes, ainsi qu'on l'a répété souvent, ne guérit que par l'observation de la nature, qu'en imitant ses procédés, qu'en utilisant ses ressources, soit qu'il s'agisse de solliciter les réactions à un degré convenable, ou d'en modérer l'excès.

Dès lors, ce n'est pas là non plus préconiser l'expectation, puisque, tout en reconnaissant que la nature se suffit souvent à elle-même, on reconnaît également que ce trouble fébrile, que ces efforts nécessaires au rétablissement de l'équilibre, et associés à tous ceux d'élimination, sont par fois trop rapides ou trop impuissants pour ne pas exiger, que par fois aussi, l'on fasse ce que l'organisme ferait s'il le pouvait, ou que l'on cherche à conserver l'intégrité des principaux viscères dans la lutte qu'ils ont à supporter, à maintenir enfin l'ordre dans le désordre.

On ne parvient qu'avec peine à remplir toutes les indications qui se présentent alors, en se bornant à l'emploi de remèdes exclusifs, et en fondant uniquement la thérapeutique sur des considérations d'anatomie pathologique ou de symptômes isolés. On y réussit plus sûrement, au contraire, en s'attachant à apprécier la nature des causes morbides; la nature des altérations variées et plus ou moins générales de l'innervation, des altérations consécutives du sang et des humeurs exhalées ou sécrétées; la nature des altérations plus matérielles et non moins secondaires des divers organes, rapportées à leur siége, en tenant compte des diathèses ou du mode particulier sous lequel ces derniers peuvent se présenter, selon les dispositions individuelles ou les constitutions épidémiques.

Ainsi s'aggrandit la tâche du médecin, et, s'il ne fait qu'intervenir, le rôle qu'il a à remplir est celui d'une intervention raisonnée : il fait choix des méthodes directes de traitement, si la cause de la maladie n'est pas en dehors des moyens à l'aide desquels il peut l'atteindre et la détruire; dans le cas contraire, il lui reste la ressource des méthodes indirectes sagement combinées; et, il juge de l'opportunité des unes et des autres, d'après l'expérience et des connaissances que le temps a développées davantage et qu'il ajoute comme tribut de son époque à tous ceux des époques précédentes en répétant avec Baglivi : *novi veteribus non opponendi, sed quoad fieri potest, perpetuo fœdere jungendi.*

DÉFINITION

DES PHÉNOMÈNES CRITIQUES.

Il ressort de tout ce que nous venons de dire, que déjà nous avons indiqué la source des phénomènes critiques, ou autrement des crises, puisque cette question se sépare si peu de celle de la nature médicatrice, qu'il suffit d'avoir examiné le fondement de cette première question pour y trouver celui de la seconde.

Cependant la notion d'une crise, quoique simple et naturelle, en se bornant à en considérer l'origine, a besoin elle-même d'être précisée plus particulièrement; et, comme elle se rapporte à des phénomènes diversement interprétés sous l'empire des systêmes tour à tour dominants et tellement liés à leur sort, que tantôt ils ont été niés, et tantôt affirmés, il importe de chercher à l'établir, pour éviter un de ces mal entendus si communs, quand une même chose est présentée sous des points de vue différents.

Toute sorte d'excrétion est, selon Hippocrate, une crise; il n'en excepte pas même l'accouchement, ni la sortie d'un os d'une plaie. En outre, tout changement survenu pendant le cours d'une maladie, ayant pour lui ce caractère, il dit encore qu'il y a crise dans une maladie lorsqu'elle augmente ou diminue considérablement; lorsqu'elle dégénère en une autre maladie, ou bien qu'elle cesse entièrement. Galien adopte à peu près les mêmes principes et prétend que la crise est un changement subit de la maladie en mieux ou en pis.

Le vague de ces définitions, laissant le champ libre aux modifications, il en est résulté qu'au lieu de chercher à les préciser d'avantage, bien des auteurs ont regardé la crise, comme une sorte de combat entre la nature et la maladie; combat dans lequel la nature pouvait vaincre ou succomber. Ils ont avancé même que la mort devrait, à certains égards, être regardée comme la crise de la maladie. Dès lors, il n'y a plus rien de défini.

Il n'y a crise, selon nous, que toutes les fois qu'à la suite d'une réaction ou d'un ensemble de phénomènes de réaction, une ou plusieurs actions organiques en consensus, avec ou sans coïncidence d'éruption ou d'évacuation humorale, surviennent pendant la durée d'une maladie dont elles ressortent sans en faire partie, en traçant une ligne de démarcation entre l'accroissement de cette maladie et son déclin, et en annonçant, soit un soulagement marqué, soit la guérison.

Or, comme dans ces circonstances, ces actions organiques ont un résultat fonctionnel, un siége et un but, on n'exprime jamais qu'un fait et non une supposition en les appelant critiques, en voyant en elles des crises.

Sous ce rapport, il est vrai, si les crises peuvent être parfaites ou imparfaites, on ne peut également en admettre de bonnes et de mauvaises. Les premières sont possibles; les secondes, non.

La qualification qu'en ce sens on leur donnerait, ne serait qu'un abus de langage, car une réaction qui n'a rien de libérateur, qui ne concoure pas au rétablissement des rapports des organes entre eux, qui compromet plutôt par sa violence celui dans lequel elle se localise, n'est plus une crise, mais un progrés de la maladie, par sa transformation en une complication plus ou moins grave, qui n'a rien de décisif, c'est-à-dire rien qui permette de considérer cette maladie comme finie ou jugée selon l'acception étymologique plus généralement donnée au mot crise.

Ce qui nous confirme dans cette opinion, c'est que, d'une part, l'anatomie pathologique nous prouve que ce que Galien et ceux qui l'ont suivi, auraient appelé mauvaise crise, n'est souvent que le résultat d'une lésion organique exaspérée, tandis que de l'autre, des changements aussi fâcheux, comme symptomatiques ou accidentels, tels, par exemple, qu'un épanchement interne, un embarras pulmonaire ou une perforation intestinale pourraient les offrir, se distinguent toujours assez des changements favorables et véritablement critiques, pour qu'il n'y ait pas lieu de consacrer une distinction entre eux, en évitant une dénomination commune, qui expose à de fausses interprétations, quelle que soit d'ailleurs la qualification qu'on y ajoute.

C'est par là prévenir la confusion des termes, entrainant nécessairement celle des idées ; ce qui à l'occasion des crises est surtout évident.

Après cette précaution de ne rattacher la qualification de critique qu'aux phénomènes qui amènent un soulagement marqué ou la guérison, pour en écarter ceux qui en réalité ne sont que de fâcheuses métastases ou des accidents de complication, improprement appelés mauvaises crises, nous devons également donner les motifs de la préférence que nous accordons à la dénomination presqu'inusitée sous laquelle nous présentons ces phénomènes, quand ils semblent assez généralement appartenir à la catégorie de ceux qu'aujourd'hui on a pris l'habitude d'appeler sympathiques ou révulsifs.

En appelant crise une réaction ou un ensemble de réactions survenant pendant la durée d'une maladie, la convenance de cette dénomination ressort d'abord de ce qu'elle ne préjuge rien, de ce qu'elle n'exprime qu'un fait, celui du soulagement ou de la guérison ; elle vient aussi, de ce que plus générale, tout en embrassant certains phénomènes, sans recourir aux hypothèses plus ou moins vraisemblables qui les font considérer comme sympathiques ou révulsifs, elle en comprend en outre un assez grand nombre, auxquels on ne peut reconnaître ni l'un ni l'autre de ces deux caractères.

En effet, une crise est toujours une crise, c'est-à-dire un fait indépendant des explications qu'on peut en donner, et qui subsiste en son entier, lors même que dans son accomplissement rien ne peut être attribué soit aux sympathies, soit à une révulsion.

C'est ce qui a lieu quand un seul point de l'organisme est souffrant ; il faut bien alors, si une sympathie n'est que la participation de la souffrance d'un organe à un autre, que la surexcitation critique, étrangère à toute irradiation, dont ce point est devenu le siége unique dès le principe et quand plus qu'aucun autre il n'a pas subi directement l'action d'une cause irritante, s'y soit développée *loco ipso ;* et nous disons qu'elle s'y est développée spontanément.

C'est ainsi que dans l'ordre physiologique, par exemple, se manifeste souvent avec vigueur, en l'absence même de ses stimulants immédiats, la surexcitation de l'estomac, quand les expansions nerveuses du trisplanchnique pénétrant tous les tissus avec la trame vasculaire qu'elles accompagnent, entrent en érection pour relever les forces déprimées du système nerveux sensitif et accomplir à son égard une restauration dynamique que nécessite préalablement l'exercice prochain des fonctions digestives. Le procédé dans tous les cas est semblable à celui à l'aide duquel s'opèrent au sein des organes les actes nutritifs, que les mêmes expansions régularisent, sinon en déterminant toute leur activité, du moins en influant sur eux par les plus étroites liaisons.

De l'antagonisme que manifestent ainsi les deux ordres de nerfs, et que prépare, comme nous l'avons vu, leurs oscillations en opposition à l'état normal, résulte, à l'état morbide, un haut degré d'exaltation devenant douleur perçue par le cerveau, et une réaction dans le point de l'organisme où il se révèle. Si cette réaction, souvent seule, quelquefois réunie à d'autres également indépendantes à leur début, est assez puissante pour relever l'énergie du système nerveux en général, alors seulement commence le rôle que joue ce dernier dans la production des sympathies au moyen des anastomoses des nerfs splanchniques avec les nerfs encéphalo-rachidiens ; alors seulement le consensus se rétablit, et d'autres réactions réellement sympathiques et critiques à leur tour, peuvent en être la suite ; mais elles n'existeraient pas sans la première qui n'a rien de sympathique ; et cependant sans elle aussi un accès pernicieux serait toujours mortel.

Une réaction primordiale de ce genre devient ostensible quand on fait attention à ce qui se passe après l'immersion des mains dans l'eau glacée ou dans la neige : la sensibilité cérébrale s'engourdit, devient nulle, mais aussitôt la sensibilité organique en s'exaltant la ranime, occasionne un fourmillement douloureux, le sang afflue sous son influence, la partie rougit et se gonfle bien avant que le cœur se soit ému ; la réaction s'est opérée sans sa participation, et peut ensuite par son excès allumer la fièvre. Toutes les sympathies en dérivent dés-lors, mais elle-même n'est que critique, car sans elle nous n'aurions que congélation compléte ou gangrène locale.

Si on demande pourquoi dans chacune de ces circonstances, dans les premières, comme dans celles-ci, la sensibilité des deux ordres de nerfs ne subit pas une égale dépression, pourquoi l'une résiste plus longtemps que l'autre, nous répondrons qu'il est impossible qu'il en soit autrement : que l'une dans l'organisation préexiste à l'autre et lui survit toujours, et que de celle-là dans les cadavres on en retrouve encore la trace, lors même que déjà depuis quelque temps la vie de relation est complétement éteinte. Nous ajouterons en outre, que la maladie n'étant qu'une manifestation rétrograde de la vie, sous un certain point de vue, il s'ensuit que le secours que réclament alors un ou plusieurs appareils troublés dans leurs fonctions, ne peut jamais leur venir que de ceux qui leur sont antérieurs dans l'évolution embryogénique.

Pour des raisons semblables à celles qui font que les réactions critiques ne sont pas toutes à confondre avec les phénomènes sympathiques, on ne peut davantage voir généralement en elles des phénomènes révulsifs. Dans les crises humorales même, lorsque facilement on peut y reconnaître un travail sécrétoire opposé avec efficacité au travail congestionnel ou inflammatoire des viscères, on ne rencontre que bien imparfaitement les conditions du principe admis comme fondement d'une révulsion et résumé en reproduisant les propres termes de l'aphorisme d'Hippocrate : *Duobus laboribus non in eodem loco simul obortis, vehementior obscurat alterum.*

Elles n'offrent souvent, au contraire, ni cette localisation restreinte en correspondance avec un autre point également déterminé et restreint de l'organisme (*locus*), ni cette force, cette véhémence (*vehementior*), qui les rend supérieures à l'irritation des viscères; elles surpassent celle-ci, plutôt par l'étendue de leur siége, que par leur vivacité; elles se distinguent en outre, ce qui exclue toute supposition d'une plus grande violence, par le retour graduel à l'état physiologique de mouvements fonctionnels incomparables à aucun mouvement morbide, et inimitables par aucun procédé thérapeutique. D'après cela, on ne peut leur refuser au moins quelque chose de spécial qui ne rentre pas dans les idées que nous nous formons de la révulsion ordinaire et qui suffit, lorsque leur mode de production est si variable, pour autoriser à désigner tous les mouvements de ce genre, comme tous ceux dits sympathiques, d'aprés un caractére commun plus facile à constater, et qui surtout a l'avantage de n'exprimer que ce qui est plutôt que ce qui peut être.

Cette manière de rapprocher entre elles diverses réactions, considérées seulement d'aprés leur résultat, d'en signaler la possibilité sans autre antécédent que celui d'une succession spontanée plus ou moins rapide de phénomènes dans le lieu même de leur manifestation, est de la plus haute importance et devient une source féconde en heureuses applications pratiques.

On s'expose en Afrique à n'apercevoir que le relief grossier des maladies en méconnaissant l'origine des réactions de ce genre; car, là sous l'influence de la constitution médicale que caractérise, à son plus haut degré, la modification asthénique du système nerveux, elles sont surtout remarquables par leur fréquence et appelées, dans la plupart des cas, à suppléer à l'insuffisance ou à la nullité des mouvements sympathiques ou révulsifs qui ne rencontrent plus, dans l'affaiblissement et la plus grande obscurité du consensus des organes entre eux, les dispositions nécessaires à leur développement et à leur propagation.

C'est la conséquence inévitable du mode particulier d'action des causes morbides, de l'étendue de cette action plus généralisée que localisée. Broussais lui-même convient que les miasmes putrides tendent puissamment à l'anéantissement des forces. Toutefois en remarquant qu'ils ne produisent ce résultat d'une manière complète, c'est-à-dire qu'ils n'occasionnent la mort que chez un petit nombre d'individus, et qu'ils excitent, au contraire, chez le plus grand nombre, des réactions, qui, si elles n'éloignent pas tout danger, retardent au moins une issue fatale, cet illustre pathologiste n'attribue, il est vrai, ces réactions qu'à l'inflammation, qui, des muqueuses pulmonaire et gastrique impressionnées directement se propage aux principaux viscères et souvent se transmet au cerveau par la voie des sympathies.

Mais s'il est difficile de contester la majeure partie de cette proposition, soit, d'une part, l'atteinte profonde portée aux forces de la vie, leur anéantissement, soit, de l'autre, une réaction dans les principaux viscères, ce qui est de fait, ne peut-on pas aussi se demander, tout en supposant moins conjecturale qu'elle ne l'est effectivement une impression délétère par contact immédiat excercée en un point déterminé des surfaces de rapport, ne peut-on se demander, disons-nous, comment il se fait que le cerveau, qui jamais n'en peut recevoir de semblables, se trouve cependant de tous les organes le plus exposé aux réactions; comment il se fait que plus qu'aucun autre, il en devient pour ainsi-dire inévitablement et généralement le siége, lors-même que de toute évidence les voies digestives et pulmonaires, dans plus d'un cas, sont restées intactes, et par conséquent dans l'impuissance d'agir sympathiquement sur lui ?

Cette question, quand par un sacrifice exigé par le besoin d'unité, tout dans la doctrine physiologique doit procéder de l'irritation, devient insoluble sans franchir les limites inflexibles tracées par cette doctrine. Elle se résout très-bien au contraire sans cesser d'être fidèle à l'observation, ou plutôt en y rentant, en admettant, d'aprés un principe plus général, qu'à la suite de l'introduction des miasmes dans l'économie, l'action du système nerveux chez l'homme, comme chez les animaux sur lesquels on a expérimenté, subit une modification dont l'anéantissement des forces est la traduction ; que les organes dans lesquels cet abaissement de vitalité est le plus incompatible avec la vie, sont les premiers à s'y soustraire par une réaction, dont le cerveau, comme l'estomac, peuvent-être séparément ou simultanément le siége. Noublions pas non plus qu'il n'est pas toujours possible d'invoquer l'intervention d'agents matériels et délétères introduits dans l'économie; que d'autres causes, que des impressions morales, par exemple, telles qu'une profonde tristesse, le découragement, ont la faculté de produire des effets semblables à ceux qu'on attribue aux miasmes, ou de s'associer à leur influence pour en augmenter la puissance.

Ce dernier fait d'observation n'exige pas une interprétation différente de celle que nous donnons du précédent. Il n'ajoute qu'une preuve de plus en faveur de l'opinion émise relativement à l'initiative que prend dans tant de cas la dépression du système nerveux constituant son altération dynamique.

Ce n'est pas là assurément, ni l'opportunité asthénique de Brown, ni la diathèse de contre stimulus des Italiens, puisque la modification dont il s'agit n'est pas uniforme dans toutes les parties du système qu'elle affecte, ni égale dans tous les tissus, ni permanente dans toutes les périodes d'une même maladie; mais c'est au moins la reproduction d'un fait souvent entrevu et apprécié longtemps avant nous par une foule imposante de médecins les plus célèbres.

Il est d'ailleurs représenté dans les maladies d'Afrique par tant de symptômes, que ne pas l'admettre, c'est nier ceux-ci, ou s'exposer au reproche de n'avoir entrevu que l'une des faces de ces maladies, en négligeant surtout celle qui les spécialise.

Une erreur de ce genre, ne peut que tromper dans l'appréciation véritable de la nature des maladies, en disposant à ne voir en elles que l'un de leurs résultats les plus matériels; et à ne voir entre elles d'autres différences que celles de leur siége. Elle ne permet guère davantage de les considérer comme des actes de l'organisme ayant leurs analogues à l'état de santé, et comme ceux-ci un principe et un but. Dès lors aussi, elle ne peut que détourner l'attention des phénomènes qui en dérivent pour constituer des crises, à l'intelligence desquelles les préoccupations exclusives d'anatomie pathologique ne sont pas moins contraires que les abstractions métaphysiques dont autrefois on surchargeait leur démonstration.

La direction imprimée aux études médicales contemporaines, comme cause, n'a donc fait que se substituer à une autre pour retarder la réalisation du vœu de Bordeu, lorsque, tout en sentant le besoin d'un appel à de nouvelles observations, il exhortait les médecins sérieusement attachés aux progrés de l'art, à ne pas négliger les occasions et les moyens d'éclairer la question des crises.

Avant lui si, pour la réhabiliter, une foi aveugle dans les

doctrines anciennes professées par les uns, ne provoquait chez les autres que l'expression non moins exagérée des opinions opposées, et s'opposait ainsi à toute vérification, il ne faudrait pas de nos jours remplacer d'aussi stériles controverses par une complète indifférence pour les sujets qui les ont excitées et dédaigner d'en associer l'analyse raisonnée aux admirables travaux d'anatomie et de physiologie normales et pathologiques, qui, à la plus grande gloire de la medecine moderne, ont si merveilleusement perfectionné le diagnostic.

Profiter de tout au contraire, en élagant avec discernement pour résoudre des difficultés qui sont moins dans la nature des choses que dans l'esprit de système qui les embrasse; profiter de tout pour en déduire des conclusions applicables au pronostic et à la thérapeutique, bien moins avancés que le diagnostic lui-même, serait alors mettre en rapport la somme des connaissances acquises avec toute la série d'idées que comporte la doctrine des crises.

De la part d'esprits supérieurs, jaloux de rapprocher la médecine de son but, en proportion des progrés qu'elle leur doit comme science, une entreprise de ce genre semble aujourd'hui n'avoir rien de téméraire; et l'intêret accordé à la solution de tant de problêmes doit d'autant moins lui manquer qu'il s'agit de vérités qui sont de véritables conquêtes, quand on les envisage sous le point de vue pratique.

C'est en effet sous ce point de vue que tout ce qui touche à la question des crises appelle surtout l'attention.

Reconnaître ce qui existe n'est encore qu'assembler les lettres de l'alphabet pour en former des mots. A ces mots, il faut un sens: les rapports, l'ordre de succession des mouvements organiques, les conditions dans lesquelles ils se produisent, peuvent seuls le donner; et, après avoir fourni les premiers éléments de la détermination des maladies, en se continuant pour influer sur leur marche, leurs périodes, ou les dénaturer, se sont eux qui doivent nous apprendre s'il faut espérer ou craindre, agir ou non, préférer tel moyen de guérison à tel autre, selon l'opportunité; car, une maladie étant donnée, en trouver le remède, n'est pas le problême que généralement on puisse proposer en médecine, où, à quelques exceptions près fournies par de rares spécifiques atteignant directement la maladie en neutralisant sa cause, nous n'avons malheureusement que des méthodes thérapeutiques indirectes, qui, consistant à tempérer, calmer, évacuer, exiter ou révulser, n'ont qu'une époque d'utilité bien fugitive sur laquelle il importe de ne pas rester longtemps en doute pour remplir les prescriptions impérieuses de l'aphorisme: *occasio prœceps.*

On s'est plu à répéter, nous ne l'ignorons pas, qu'il n'y avait qu'irrégularité et désordre dans les maladies, et en conséquence que la liaison et la démarcation que l'on prétendrait assigner à leurs périodes, ne pourrait jamais être qu'arbitraire. Cela n'est vrai que relativement à l'insuffisance de nos études. Nous ne soupçonnons pas volontiers ce qui nous échappe; les relations que nous ne pouvons saisir des phénomènes entre-eux, nous sommes disposées à en douter, et même à les nier. Mais dans toutes les maladies on ne rencontre pas les mêmes difficultés. Il y en a beaucoup au contraire, qui, comme la variole, la rougeole, par exemple, devant leur origine à un principe spécial, ont incontestablement une marche réglée. Ce qui en elles est surtout remarquable, met sur la voie de ce qui peut également arriver dans d'autres cas, et pour ceux-ci, espérons le, plus on étudiera le caractère véritable des lésions diverses qui les constituent, plus aussi on découvrira de liaisons entre elles, apercevant enfin qu'il existe réellement un ordre dans ce qui au premier aspect n'offre qu'un ensemble de désordres.

Quand aux maladies d'Afrique, plus que toutes autres, elles sont assujetties dans leur périodes et dans leur durée à une certaine fixitée qui les spécialise au même titre que les maladies que nous venons de citer. Comme elles, elles ont un caractère qui les distingue, et ce caractère elles le reçoivent des mouvements spontanés de l'organisme. Ces mouvements alors, n'ont rien non plus de désordonné, rien de livré au hasard, ou d'incalculable dans leur développement ou leurs effets. Si on sait en tenir compte, il s'en suit que par l'amendement notable qu'ils apportent dans les symptômes, on reste facilement convaincu qu'ils participent des crises, ou du moins qu'ils en déterminent qu'on peut, avec quelque raison, compter au nombre de celles dites imparfaites.

Déjà appréciés dans leur ensemble, par ce que nous avons dit des accès périodiques considérés d'après leur cause prochaine et ses conséquences, tous ces mouvements ne se montrent pas moins susceptibles de l'être par leur influence sur la production des types qui dessinent plus complétement alors leur mode de manifestation.

C'est à eux qu'est due l'intermittence, généralement encore conçue comme entité par un privilége de survivance après justice faite de tant d'autres.

C'est sous cette forme réduite à la simplicité d'un fait, qui n'a plus rien d'abstrait, que principalement ils deviennent le lien qui rattache à la même famille, non-seulement les maladies d'une même contrée, mais encore toutes celles de contrées diverses placées dans des conditions analogues.

Remarqués sur tous les points du littoral de l'Afrique septentrionale, comme reproduisant avec une similitude parfaite ce qui se passe aujourd'hui comme autrefois en Grèce, en Italie, en Hollande; frappés de leur importance, nous avons dû rechercher ce qui en eux pouvait donner un nouveau degré d'évidence à la doctrine des crises qui, ayant pris naissance dans le premier de ces pays, avait trouvé dans les deux autres, Baglivi et Boherhave pour énergiques défenseurs.

CAUSES SUSCEPTIBLES

DE JETER DE L'OBSCURITÉ SUR LA MANIFESTATION DES PHENOMÈNES CRITIQUES.

Phare brillant de l'exercice de la médecine, si parfois elle n'a projeté que d'intermittentes et incertaines lueurs, si parfois aussi elle a disparu des systêmes parcourus en dehors des voies de l'observation, la doctrine des crises n'en a pas moins de particulier qu'elle n'a jamais été niée, même par ceux qui ne l'ont pas prise pour guide, et elle a, en outre, de commun avec la vérité que par instinct on en a la conscience avant d'avoir pu en raisonner l'adoption.

Nous éviterons de nous occuper de ses vicissitudes comme doctrine, pour ne pas sortir des limites d'un examen pratique, en nous bornant à signaler les faits principaux qui retardent et embarrassent sa vérification, ou s'y opposent complétement.

Ces faits sont de deux ordres : les uns tiennent à l'extrême gravité des maladies; les autres résultent des éventualités du traitement.

Dans le premier cas, il est facile, en effet, de le concevoir, les crises adoptées comme expression des forces médicatrices de la nature, représentées, d'après Broussais lui-même, par les deux seuls modes de réaction de l'organisme animal contre les agents perturbateurs, c'est-à-dire, par une stimulation exercée, soit sur les centres nerveux, soit sur les sécréteurs, ne sont plus faciles à saisir, n'offrent plus qu'irrégularité et confusion, dès que les causes morbides provoquant l'explosion d'une fièvre d'accès, ont par leur extrême intensité troublé au plus haut dégré l'organisme en le soustrayant plus complétement à l'empire des facultés naturellement départies aux principaux systèmes qui en régissent l'ensemble.

L'insuffisance ou l'excès des réactions est alors ce qui frappe le plus, et ces résultats varient infiniment selon les individus.

L'âge, le tempéramment, les habitudes professionnelles, l'état de santé antérieure, les affections morales, les souffrances physiques, une blessure par elle-même sans danger imminent, comme les opérations qui, le plus souvent, se pratiquent avec succès, sont autant de circonstances qui, pendant le règne des maladies d'Afrique, augmentent singulièrement la puissance des causes spéciales qui les produisent et influent sur le degré de vigueur et d'entière liberté nécessaires au développement des efforts médicateurs.

Ou l'épuisement est trop profond pour ne pas mettre obstacle au réveil de l'innervation, comme au retour dans les organes sécréteurs d'une activité suffisante pour opérer une crise marquée; ou il ne cède qu'avec inégalité en suscitant en divers points de l'organisme une réaction violente, qui aprés avoir ébranlé tous les appareils viscéraux, menace de se concentrer dans l'un d'eux et de produire, au lieu d'une crise, soit une redoutable complication, soit une métastase par changement de siége d'une irritation déjà prédominante ailleurs.

Dans certaines épidémies, à une certaine époque de leur durée, en certaines localités plus qu'en d'autres, ou lorsque la multiplicité des invasions a partout favorisé l'encombrement des malades, tout, ainsi que précédemment, et sans qu'on ait rien à attribuer au concours des dispositions individuelles, semble, avec la même fatalité, s'opposer au libre développement des crises. Hippocrate avait remarqué la même chose lorsque de grandes perturbations survenaient dans l'atmosphère. Dans les saisons calmes et peu variables, observe-t il les maladies sont modérées, (*boni statûs*), et faciles à juger; elles sont irrégulières (*inconstantes*) et difficiles à juger, lorsqu'au contraire, la température subit de fréquents et sensibles changements.

Comme on ne peut douter, dit Fr. Hoffmann, que dans les pays chauds un air plus léger ne rende les humeurs plus fluides, plus mobiles, et ne dispose davantage les corps à la transpiration, il se fait aussi qu'on y voit les maladies aiguës se juger par des mouvements critiques plus que dans les régions humides, où l'air sans ressort, chargé de principes hétérogènes, contribue de la sorte, non-seulement à retarder une crise, mais encore à la rendre peu sensible, car les mouvements périodiques de la nature se trouvent considérablement troublés.

Sollicités par la force qui est en eux, les êtres organisés, à l'aide d'appareils particuliers et multipliés composant leur organisation, semblent sans cesse combattre les lois physiques. c'est leur destination. La faculté qui y correspond et se confond peut-être avec celles d'assimilation, de développement et de reproduction, n'est comme celles-ci que temporaire. La résistance, en un mot, qu'elle représente, n'est pas la même au printemps et au déclin de la vie; elle s'use, décroît et succombe. Aussi chez les vieillards, quelque soit le peu d'intensité des causes morbides, les maladies sont toutes sérieuses; il ne faut pas s'attendre à les voir se terminer par des efforts critiques: les organes se sont isolés, et peu à peu ont perdu cette solidarité qui rend ces efforts faciles et promptement salutaires.

Telles sont effectivement et sommairement les conséquences inséparables d'une plus grande gravité dans les maladies.

Si après les avoir signalées et rattachées à l'influence d'agens morbides arrivés d'eux-mêmes ou par le concours de mauvaises dispositions individuelles au plus haut degré de puissance, nous passons de cette première cause d'entraves à la manifestation des phénomènes critiques, à la seconde que nous avons aussi à indiquer, c'est-à-dire à celle qui rappelle tout ce que peut produire un traitement trop actif, et dirigé d'après des vues plus systématiques que méthodiques et en imitation de la nature, nous trouverons en celle-ci, comme dans la première, l'explication de la divergence des opinions toutes les fois que l'on a agité la question des crises.

Il est naturel de penser qu'on était porté à douter de la réalité de semblables mouvements, quand on était loin de soupçonner la possibilité d'en détruire le principe par d'inopportunes médications.

C'est ce que dans son enthousiasme pour la doctrine des anciens fondée sur l'étude de la nature, Baglivi a très-bien senti et exprimé en reprochant aux praticiens de son temps de s'étonner de voir les crises plus rares et moins parfaites qu'elles ne l'étaient en Grèce, quand par ignorance ou mépris de la médecine hippocratique, ils ne faisaient qu'accabler les malades de purgatifs, de diaphorétiques, de saignées et de remèdes échauffants de toute sorte. Il est impossible alors, ajoute-t-il, que des moyens aussi pertubateurs, au lieu de disposer convenablement à une dépuration critique ne produisent pas, au contraire, une continuelle agitation et une confusion extrême, substituant dans les fièvres des métastases irrégulières aux crises réglées et autres mouvements de la nature dont les anciens nous ont tracé l'histoire.

Près d'un siècle et demi plus tard, représentant à son époque comme Baglivi à la sienne, le génie de l'observation, un autre adversaire non moins redoutable des idées fausses entretenues par l'apathie ou défendues par la vanité, Broussais, examinant la doctrine d'Hippocrate, reproduit à son tour, au sujet des crises, la même remarque.

Si, dit-il, les terminaisons de ce genre sont moins communes aujourd'hui, cela ne peut dépendre que de la différence des traitements. Les saignées générales et les purgatifs des humoristes doivent nécessairement affaiblir les mouvements critiques ; la stimulation des Browniens les rend encore plus difficiles en concentrant les forces sur l'appareil de la digestion.

N'y a-t-il pas, à l'occasion des moyens curatifs mis en usage, reconnaissance implicite de ce qui nous frappait le plus, en observant les conséquences d'un plus haut degré de gravité dans les maladies, c'est-à-dire, que dans bien des cas, la faiblesse, l'obscurité, l'imperfection, l'absence même de mouvements critiques salutaires, n'était dû qu'à l'insuffisance des réactions proportionnée aux progrès de l'épuisement, ou à l'excès de ces réactions, soit qu'elles compromissent par leur impétuosité un reste de vitalité dans les principaux viscères, soit qu'elles rendissent l'un d'eux plus particulièrement le siége d'une fâcheuse concentration?

En continuant, Broussais ajoute : mais la pratique d'Hippocrate qui se réduisait presque toujours à nourrir les malades avec des boissons féculentes et miellées, permettait à l'irritation de parcourir tous les organes et de se fixer enfin sur ceux qui se trouvaient les plus disposés à la recevoir.

Le sens de ce passage n'est pas douteux non plus : si Hippocrate ne débilitait pas au point d'empêcher les crises, il ne faisait rien non plus pour modérer les réactions, puisqu'il permettait à l'irritation de parcourir tous les organes et de se fixer enfin sur ceux qui se trouvaient les plus disposés à la recevoir, laissant ainsi le plus souvent, comme ses propres observations en fournissent la preuve, se développer d'énormes suppurations intérieures, de violentes phlegmasies glandulaires et articulaires, et d'autres accidents dans lesquels nous pouvons moins voir des crises que des concentrations funestes ou de terribles métastases.

On peut bien s'y attendre, Broussais n'approuve point ce laisser marcher en attendant une coction ou une crise qui n'arrive jamais à temps. Il blâme fortement les partisans outrés d'une médecine expectante; et, s'il fait encore ses réserves sur les avantages des modifications débilitantes, il n'est pas moins sévère envers ceux qui dans tous ces cas de fièvre à phénomènes insidieux, à gravité insolite, hésitent quand il faut agir, dût-on, ajoute-il, recourir à une stimulation quelconque, qui tout en augmentant l'irritation morbide, est moins nuisible qu'une complète inaction, parce qu'elle provoque des crises que la nature ne tendait pas à produire.

Sous une forme nouvelle ces dernières paroles expriment encore ce que nous remarquions déjà toute-à-l'heure, car si la nature peut quelquefois ne pas tendre à produire des crises, tandis que d'autres fois elle y est disposée, c'est que l'action organique, très-variable en elle-même, peut être très-faible, fort au-dessous de son type normal, aussi bien que beaucoup au-dessus. L'expression de tendance de la nature dégagée de l'idée abstraite d'une propriété particulière ne peut être autrement interprêtée; elle devient alors la consécration d'une manière de voir d'après laquelle, en envisageant toutes les faces d'un état morbide, on ne se borne plus à celle que caractérise, dans la majorité des cas, il est vrai, le mode particulier désigné sous le nom d'irritation, qui, malgré l'habitude récente d'en généraliser l'application, n'est plus qu'une proposition d'ordre secondaire impropre à dominer tous les faits de la science.

En définitive, et les citations que nous venons de faire

le confirment, les mouvements critiques, dans le sens que nous avons été conduits à y attacher, deviennent donc susceptibles de démonstration et ne présentent á l'esprit plus rien d'étranger aux faits qui les mettent en lumière ; seulement la nature n'est pas toujours disposée à les produire, seulement dans l'incertitude de leur manifestation, il convient peu de les attendre ; souvent il faut les solliciter, souvent aussi les modérer par un traitement convenable et selon l'opportunité, recourir aux stimulants les plus appropriés, ou aux débilitants dans de justes mesures ; sinon, on s'expose au trouble, à la confusion, à l'inertie ou à l'exagération de tous les mouvements organiques, parmi lesquels, dès lors, il est extrêmement difficile d'en reconnaître de critiques et propres à justifier une doctrine qui les représente comme une prévoyance bienfaisante de la nature.

MODALITÉ

DES PHÉNOMÈNES CRITIQUES.

L'existence des phénomènes critiques une fois mise hors de doute, il reste toujours à déterminer la forme sous laquelle chacun d'eux peut se présenter ; et, celle-ci varie, selon qu'ils appartiennent à l'un ou à l'autre des deux modes par lesquels s'effectue leur manifestation et d'où résulte entre eux une première et capitale distinction.

D'aprés ce que déjà nous avons laissé entrevoir, ces deux modes à titre de réactions, sont les deux seules ressources de l'économie pour résister aux atteintes des agents morbides dont elle a subi l'influence. Ils consistent, et c'est le moment d'en examiner plus particulièrement l'importance, l'un, dans une stimulation exercée sur les centres nerveux cérébro-spinal ou splanchnique et transmise par eux aux appareils placés sous leur dépendance pour en relever la défaillance ; l'autre dans une stimulation de même nature propagée aux sécréteurs par l'intermédiaire du système circulatoire.

Dans le premiers cas les mouvements organiques produits se rapportent spécialement aux moyens d'union des organes entre eux ou de relations avec les modificateurs extérieurs : ils sont névrosthéniques, ils constituent les crises névrosthéniques, celles qui sont propres aux divers genres d'affections désignées par les anciens sous le nom de maladies *sine materiâ;* et ils rétablissent l'équilibre des forces indispensables au libre exercice des fonctions, en changeant, soit momentanément, soit d'une manière plus durable, la modification dynamique dont le système nerveux est devenu le siége et un accès fébrile la conséquence.

Dans le second cas des mouvements semblables, appartenant plus particulièrement à la série de ceux à l'aide desquels s'opère intimement la composition et la décomposition de nos organes, représentent à leur tour les crises humorales. Ces derniers mouvements ne contribuent pas moins à la guérison que les premiers : ils interviennent par le travail qu'ils accomplissent, et par la déperdition d'une quantité plus ou moins grande de matériaux enlevés à l'assimilation, en favorisant la résolution des congestions ou des irritations viscérales développées pendant la durée d'un accès, ainsi successivement combattu dans sa cause prochaine et modéré dans ses suites par des efforts qui se combinent et deviennent auxiliaires les uns des autres.

Le concours de ces deux modes de réaction, ou de ces deux ordres de crises névrosthéniques et humorales, est constamment remarqué dans les fièvres d'Afrique. S'il n'est pas simultané, si les crises névrosthéniques dévancent les crises humorables, si elles ont toujours sur elles l'initiative, si ces dernières enfin ne sont que le complément des premières pour en rendre l'effet plus marqué en remédiant au malaise qui pourrait se prolonger sous l'influence de congestions ou d'irritations incomplètement dissipées, il n'est pas moins évident que les unes et les autres se lient entre elles et se prêtent un mutuel secours.

Mais comme rien n'est absolu, il est évident également que la prépondérance de chacun des deux modes de réactions que nous examinons peut varier, et que si les crises névrosthéniques sont les plus sensibles et les plus appréciables quand les phénomènes de la maladie sont plus nerveux qu'inflammatoires, ce sont au contraire les crises humorales qui prédominent quand ce dernier état, disséminé ou localisé en se prononçant davantage, reconnait, entre autres causes matérielles susceptibles d'en provoquer le développement, la présence de miasmes, qui rendent plus pressant le besoin d'une prompte élimination.

Quoiqu'il en soit cependant de cette dernière circonstance, qui ne fait que s'associer, pour les rendre plus graves, à toutes celles qui sollicitent également une révolution critique, c'est, dans tous les cas, des rapports réciproques de chacun des deux modes, à l'aide desquels cette révolution se réalise, que résulte la terminaison plus ou moins complète des accès fébriles, ou leur succession plus ou moins rapprochée.

Maintenus dans de justes bornes, c'est à-dire lorsque d'une

part la stimulation critique parvient sans retard à restituer au système nerveux l'énergie suffisante au retour normal des fonctions, tandis que de l'autre à l'inertie des sécréteurs a succédé leur activité promptement profitable aux viscères congestionnés ou phlogosés, ainsi que les évacuations dépuratives dont elle est la source, il y a cessation des phénomènes morbides, ou intermittence seulement si ces phénomènes doivent se reproduire.

Ordinairement en effet, cette reproduction est inévitable, car dans les circonstances épidémiques telles que celles qui en ce moment donnent lieu à nos réflexions, la modification asthénique du système nerveux, la dépression qu'il a éprouvée, quelque modérée qu'elle soit, est toujours trop prononcée pour ne pas reparaître après un premier effort suscité pour en triompher. Cet effort, à l'instar des efforts conservateurs eux-mêmes dans l'ordre physiologique, à l'instar de certaines actions médicamenteuses, ne peut avoir d'effet que pour un laps de temps fort limité, après lequel, comme la cause prochaine dont il dérive, il se reproduit à son tour, en faisant partie d'une scène morbide nouvelle.

Celle-ci provoquée de la même manière que celles qui l'ont précédée, dans des conditions tantôt sensiblement améliorées, tantôt sensiblement aggravées, en reparaissant après un intervalle de vingt-quatre heures donne le type tierce. Ce type est de tous le plus remarquable; les périodes des accès qui y correspondent se succèdent régulièrement; les phénomènes divers propres à chacune d'elles, sont facilement appréciables, et malgré la plus grande intensité qu'en aucune autre circonstance des frissons, de la chaleur, de la céphalalgie, de la sueur, le calme qui survient ensuite est des plus complets et offre tous les témoignages d'un retour non équivoque à un état de santé qui difficilement laisse soupçonner la possibilité d'un nouveau dérangement.

Ici les rapports réciproques des deux ordres de crises ont été ce que nous indiquions tout-à-l'heure en retraçant ce qu'on peut en attendre lorsqu'ils restent dans des limites convenables.

Quelquefois cependant, et il faut en être prévenu pour être en garde contre les plus douloureuses surprises, ces rapports, loin d'être toujours aussi parfaits, changent inopinément, et un premier accès, trompeur par sa bénignité, peut être suivi d'un second avec tendance pernicieuse, puis d'un troisième qui communément est mortel.

C'est qu'alors la stimulation névrosthénique acquiert une prédominance exclusive, et, au lieu d'une crise, produit sur le système nerveux cérébro-spinal une concentration des plus violentes, dont la prompte et funeste issue rapproche ce genre de mort de ceux qu'occasionne un excès de douleur.

Toutefois ces derniers cas sont exceptionnels, du moins pour l'Algérie, où leur rareté, en les faisant considérer comme accidentels, est loin de justifier le caractère de fatalité que certains auteurs, Zimmermann entre autres, et la plupart des Italiens, ont particulièrement attribué au type tierce.

Lorsque la réaction ne s'élève plus que difficilement au degré critique, lorsque plus profondément privé de son aptitude normale, le système nerveux n'en recueille plus que faiblement l'impression, quand d'un autre côté l'action des sécréteurs restée languissante, tarde à opérer la résolution des surexcitations ou congestions viscérales ou finit par être dominée par elles, ce qui facilement arrive chez des sujets trop épuisés et porteurs da phlegmasies chroniques, l'intermittence plus lente à s'établir, dure aussi moitié moins et donne les types double tierce et quotidien.

Ces derniers types sont loin d'être aussi fixes que le précédent. Ils en diffèrent non-seulement par plus de rapprochement dans les accès, non-seulement par le caractère particulier que donne à ceux-ci l'évolution moins énergique de leurs périodes et la prolongation surtout de celle de chaleur, à peine précédée de frissons ou suivie de quelques sueurs, mais encore parce qu'aprés chacun des accès, on ne peut se faire d'illusion sur l'état de l'économie : c'est de la fatigue, de l'accablement qui ne laissent à juger que la plus grande imperfection des crises. Quant aux accès eux-mêmes, lorsque déjà leurs périodes ou phases principales n'offrent plus que des rapports infiniment variables, les accidents qui en découlent ne le sont pas moins; ils s'aggravent par nuances insensibles en suivant la marche ascendante de la saison épidémique. Souvent alors les paroxismes s'enchaînent et paraissent subintrants ; souvent aussi ils revêtent le caractère pernicieux ; ou bien le mouvement fébrile devient continu avec exacerbations périodiques, et au milieu d'un groupe de symptômes en désaccords, tantôt ataxiques, tantôt adynamiques ou typhoïdes, ce qui se révêle avec moins d'inconstance, c'èst la langueur de plus en plus marquée de l'innervation, jointe à des réactions confuses qui achèvent de l'épuiser.

C'est ainsi, en confirmation de l'opinion émise sur leur communauté d'origine, que les types représentés par la durée plus ou moins longue de l'intermittence, et que les crises plus ou moins parfaites dans chacun de leurs modes qui produisent cette intermittence, rencontrent absolument les mêmes obstacles à leur manifestation franche et régulière ; les uns comme les autres, les types et les crises s'effacent en proportion de la tendance des maladies à s'aggraver sous l'influence de la plus grande intensité des causes morbides et sous celle de leur permanence quand les sujets restent au milieu des foyers épidémiques ; et, les résultats sont encore semblables, si l'administration des secours de l'art est trop tardive, ou si dans leur direction on se laisse guider par des idées exclusives d'irritation ou de débilité, soit en refusant une égale importance aux indications qui découlent de chacune de ces circonstances, soit en méconnaissant tout-à-fait ce qu'elles ont de conciliable. Mais en écartant toutes ces influences fâcheuses, physiques ou dogmatiques, on verra bientôt se réaliser avec bonheur tout le contraire. On verra, ainsi que quinze années de séjour en Algérie nous en ont donné l'expérience, les types plus distincts ainsi que les crises devenir la règle, et les pseudo-continues avec leurs phénomènes alarmants, l'exception. On concevra mieux en outre les droits du gouvernement à notre reconnaissance, pour ce qu'il a entrepris, afin d'assurer partout l'efficacité des soins ; on concevra mieux aussi tous ceux de nos collègues d'Afrique à l'estime générale pour la sagesse de leur conduite dans les occasions les plus difficiles. Tant de sollicitude d'une part, tant de zèle de l'autre, ne pouvaient manquer d'assurer à notre colonie un avenir de salubrité progressive. L'armée avait déjà payé son tribut à la civilisation en arrachant une plage inhospitalière à la barbarie ; la philanthropie et la science avaient également à acquitter le leur en la rendant de jour en jour moins meurtrière.

FORMES PARTICULIÈRES

DES PHÉNOMÈNES CRITIQUES.

Si, ainsi que nous en avons eu l'intention, en exposant ce que peuvent être les réactions considérées d'après leur origne et leur double mode de manifestation, principe d'effets critiques variés, nous sommes parvenus à en donner une idée suffisante, nous pouvons désormais, pour les apprécier successivement, passer à la distinction des formes sous lesquelles ces derniers peuvent se présenter.

Aux unes de ces formes, comme réactions névrosthéniques et phénomènes destinés, par leur nature et la mesure de leurs rapports avec ceux de la maladie, à modifier heureusement celle-ci, correspondent la céphalalgie, un sentiment analogue dans la région lombaire, diverses douleurs splanchniques et certaines névralgies extérieures.

Aux autres, comme réactions sécrétoires et phénomènes propres à assurer l'action des premiers en concourant au rétablissement de l'équilibre souvent menacé par leur excès de vivacité, se rapportent l'herpes labialis, l'uticaria, des salivations, des épistaxis, des sueurs, des urines abondantes ou sédimenteuses, des vomissements bilieux, des évacuations alvines de même nature, des diarrhées et enfin l'engorgement phlegmoneux des parotides.

Quelques-uns de ces phénomènes sont constants dans toutes les fièvres; quelques autres n'appartiennent qu'au plus graves.

Ils sont loin d'avoir tous le même degré d'importance: plus souvent réunis qu'isolés, ils gagnent en efficacité par leur association et perdent ce qu'ils pourraient avoir de dangereux isolément. Parmi eux, en outre, on en voit qui favorisés par la constitution médicale, se distinguent tour à tour comme crises dominantes des maladies régnantes, en se signalant par plus de fréquence dans quelques localités, ou certaines années plus que d'autres, et particulièrement à certaines époques de la même saison épidémique.

Ceux qui provoquent la réaction générale, comme ceux qui suivent cette réaction et la modérent, ne se confondent jamais assez avec elle pour ne pas rester distincts sous la forme qui leur est propre. Mais ils effacent en les dominant, dans la plupart des cas, les symptômes qui, plus qu'eux, spécialisent la maladie à laquelle ils s'associent; en sorte que susceptibles d'en suspendre la marche ou d'en multiplier les dangers par leur excès de développement, c'est moins cependant au diagnostic lui-même qu'au pronostic qu'ils fournissent des éléments de quelque valeur.

Nous avous déjà exprimé cette opinion. Son importance exige que nous nous y arrêtions encore un instant, en traçant la démarcation qui nous parait exister entre des phénomènes dont les uns ont la propriété de caractériser la maladie, et les autres celle de la juger, quand on les entrevoit dans l'ordre de leur manifestation, de leur fréquence, ou de leur dépendance réciproque.

Une maladie ne partage pas avec les êtres fixes, déterminés, le privilége qu'ils ont d'être toujours semblables à eux-mêmes; les caractéres qui la représentent, bien moins fidèles que les leurs, ne lui appartiennent pas tous comme attributs nécessaires, et la plupart d'entre-eux sont insuffisants pour établir à son égard des distinctions propres à la faire reconnaître. Aussi ne peut-on sans de grandes restrictions dire avec Linné: *symptomata ad morbos se habent ut folia et fulcra ad plantam.*

Cela n'est guère possible, et on n'en doutera pas si on remarque qu'une maladie dans la généralité de ses manifestations ne peut, sans rapprocher la règle de l'exception, sans rapprocher ce qui croît de ce qui décroît, être comparée à une plante, dont la vie uniforme, un milieu restreint une simplicité d'organisation, de moyens et de besoins garantissent à ses produits les traces d'un principe générateur, et les leur laissent d'autant plus propres à une distinction fondamentale qu'ils sont peu nombreux.

Dans une maladie, au contraire, tout se complique; ses produits ou symptômes perdent en se multipliant l'unité de caractère indispensable à la formation d'un type distinctif, qui échappe surtout si on les groupe, au lieu de les examiner isolément et à leur début au-delà duquel ils ne tardent pas à se confondre assez pour rendre identique dans tous les cas la dernière scène qu'ils constituent.

D'ailleurs une maladie, comme acte morbide, n'est jamais qu'un accident, c'est-à-dire un événement de plus en plus en dehors de l'harmonie qui régit tous les corps de la nature; et, à ce titre, elle ne peut être qu'infiniment variable; elle le devient en raison de l'intensité diverse et de la diversité même de ses causes, et bien d'avantage encore par des phénomènes étrangers à celles-ci, que, comme déviation de l'état normal, elle détermine à son tour en se transformant complétement sous l'influence de ce cortége nouveau.

Néanmoins, si l'on tient à la comparaison précédente, il faut nécessairement l'étendre; ne pas se borner à assimiler les symptômes aux feuilles et aux stipules. Il faut, choisissant de préférence les parties du végétal dans lesquelles l'individualité se dessine d'avantage, telles que celles qui comme les cotyledons, les fleurs et les fruits sont les plus essentielles par leurs rapports plus prochains avec le germe qui s'est développé ou celui qui va se reproduire, voir, en relation avec les premiers, ce qui rappelle les effets les plus immédiats de la cause morbide, et en relation avec les derniers, les éruptions et les exanthèmes où plus d'une fois cette cause s'élabore de nouveau.

Il ne faut pas oublier non plus que dans certaines conditions les végétaux ont leurs parasites qui en arrêtent le développement ou les dénature, et que, plus souvent encore, il en est de même pour les maladies.

Ce n'est qu'ainsi, sans abuser des analogies, et en abandonnant le point de vue trop vague des symptômes considérés dans leur ensemble, pour les apprécier isolément et plus intimement sous le rapport de leur hiérarchie, de leur constance et des degrés d'intérêt qu'ils peuvent présenter, qu'on parvient à en reconnaître parmi eux qui se distinguent réellement par la propriété incontestable de spécialiser chaque maladie, soit qu'ils résultent d'une éruption ou d'un exanthème reproduisant leur cause, soit qu'ils apparaissent comme effets les plus immédiats de cette cause déjà en puissance dans l'économie. Quant aux autres, en plus grand nombre, il reste également démontré, que sans représenter l'état morbide lui-même, ils n'en sont que les éventualités probables, marquant plus particulièrement la tendance de la nature à y résister.

Delà donc, le fondement des deux ordres de phénomènes

que nous avons dû signaler: les uns, comme indispensables au diagnostic en raison de leur spécialité, et, à l'exception des cas où ils se révèlent plus complétement par la régénération de leur principe, comme dynamiques, c'est-à-dire sous la dépendance des modifications de l'innervation; les autres, sous divers aspects et plus particulièrement sous celui d'efforts critiques, comme réservés au pronostic, et comme anatomiques en ce sens qu'on apprécie mieux en eux l'expression des changements survenus dans la condition matérielle des tissus et parcequ'ils tendent à se fixer et à se circonscrire d'avantage dans le siége qu'ils affectuent.

Rien de plus naturel dans les fièvres d'accès que l'application de cette distinction de deux ordres de phénomènes; rien de plus conforme à l'observation. L'état morbide qui fait l'essence de ces fièvres est représenté par les premiers, qui, comme frissons, tremblements, affaiblissement marqué des sens, etc., lui sont propres, le caractérisent, le constituent déjà en maladie véritable suffisante par elle-même pour donner la mort avant tout développement fébrile.

Les troubles qui signalent ensuite celui-ci, appartiennent aux seconds, qui, comme réactions diverses, rendent d'autant moins grave l'état qui les a précédées qu'elles acquièrent plus-tôt sur lui de la prédominance, pour déterminer par leur ensemble le développement du mouvement circulatoire ou autrement de la fièvre, alors, quoique d'une autre manière, symptômatique dans ce cas, comme dans tous ceux d'irritation.

Ces derniers phénomènes, à titre d'appareil fébrile, sont ceux qui frappent d'avantage et quelquefois exclusivement l'attention, parce que le plus ordinairement ils sont toujours en relief; tandis que les premiers ne préoccupent jamais qu'un instant, ou seulement lorsque leur extrême gravité autorise à cacher ou à considérer comme un mystère, en les appelant malins ou pernicieux, ce qui en eux semble inexplicable.

Ici, il est vrai, dès qu'on a entrevu cette plus haute expression du caractère propre aux maladies périodiques, le diagnostic et le pronostic se confondent. Mais ce fait, loin d'être une exception, n'est au contraire que la répétition de ceux du même genre également observés dès qu'une cause morbide quelconque, par un excès de puissance, se manifeste de manière à enchaîner tout développement d'effets ultérieurs. Il ne se reproduit d'ailleurs dans aucune autre circonstance des mêmes maladies, telles que celles de céphalalgie, d'accélération du pouls, de mouvements sécrétoires, qui ne leur appartiennent jamais exclusivement et ne laissent pour cette raison de conclusions à en tirer que sous le rapport de l'issue qu'elles peuvent avoir, et non sous celui de la détermination précise du caractère spécial à l'aide duquel on doit chercher à les distinguer.

Voilà pourquoi, tout à l'heure en énumérant les formes diverses sous lesquelles les phénomènes critiques peuvent se présenter, et précédemment en définissant les crises comme actions organiques, nous disions qu'elles ressortaient de la maladie sans en faire partie, et qu'elles n'offraient par conséquent aucune base solide au diagnostic, tandis qu'elles fournissaient au pronostic ses principaux éléments.

En effet, de ce qu'il y a céphalalgie, douleur lombaire, agitation fébrile, vomissements, transpiration, urines abondantes ou même sédimenteuses, on ne peut en inférer l'existence d'une fièvre d'accès. C'est autre chose s'il s'agit de juger sa terminaison, car alors, en compensation de ce qui lui manque pour être démonstratif, univoque ou pathognomonique, chacun de ces phénomènes se montre décisif à sa manière, et tous deviennent les auxiliaires les uns des autres. C'est ce que nous avons maintenant à examiner.

La CÉPHALALGIE et la DOULEUR LOMBAIRE par la généralité de leur apparition dans tous les cas de fièvre d'accès, révèlent déjà leur importance; et, comme en outre elles dévancent la plupart des autres phénomènes auxquels légitimement se rattache l'idée de réaction ou d'effort critique, elles occupent parmi eux le premier rang.

La première, tout en se montrant à l'égard des accès avec la constance de l'ombre qui suit le corps, ainsi qu'on l'a remarqué avec beaucoup de justesse, n'empêche qu'on en puisse dire autant de la seconde, qu'en prédominant bientôt sur elle et en détournant l'attention qu'elle a méritée dabord. Toutes deux, à part des différences dans leurs résultats et relatives à la spécialité des fonctions des parties qu'elles affectent, se distinguent par une similitude d'influence telle, qu'il est impossible de les séparer quand on n'a à considérer que ce qui en elles constitue un effort véritablement critique.

L'une et l'autre, à la fois, préludent, en deux points différents de l'axe cérébro-spinal, à la localisation d'une reaction vers ces parties. L'une et l'autre, comme sentiment douloureux perçu à l'égard d'une infinité d'autres en divers siéges, comme à la face, dans les régions dentaires, sciatiques etc, n'entraînent pas comme conséquence indispensable de leur manifestation, la réalisation immédiate d'une fluxion congestionnelle ou irritative. Elles peuvent exister plus ou moins de temps à l'état de phénomène purement nerveux d'autant plus caractérisé, que les parties dans lesquelles ce phénomène nerveux doit répandre la stimulation, pour diminuer lui-même et s'éteindre en se disséminant, ont perdu à un plus haut degré leur aptitude à en recevoir la transmission, qui constitue, lorsqu'elles se l'approprient, le fait de leur innervation. Tant que cette appropriation n'a pas lieu; c'est un état d'éréthisme qui subsiste en correspondance avec un état de stupeur plus ou moins marqué. Le premier de ces deux états, subordonné dans sa durée à l'étendue et à la gravité du second, étant en outre susceptible de l'aggraver encore, c'est ainsi que la douleur peut subitement causer la mort. Mais aussitôt que la souffrance qu'il signale vient à être partagée, il diminue lui-même. Le premier effet de cette participation et de cette diminution est l'exercice plus libre du mouvement circulatoire capillaire, et dès lors, par l'association de deux actions organiques qui déjà se combinent entre elles, commence une réaction locale.

Celle-ci en se soutenant se complète bientôt et devient susceptible d'une foule de nuances, depuis l'accélération momentanée du mouvement des fluides dans les capillaires, la prolongation de cette accélération, jusqu'à la tendance des tissus à s'assimiler les matériaux qui leur arrivent en abondance, ou à s'en laisser pénétrer outre mesure, pour constituer soit une excitation passagère, soit une irritation, une inflammation, soit enfin une congestion des plus variables sous le rapport de son étendue ou de son intensité.

De toutes ces circonstances la plus heureuse, celle qui de suite laisse entrevoir l'issue prochaine et favorable d'un accès, est sans contredit la première.

L'axe cérébro-spinal ranimé par les réactions céphalalgique et rachidienne, en y repondant, recouvre toute l'énergie nécessaire au rétablissement de ses rapports physiologiques, et du plus remarquable, comme du plus indispensable d'entre eux, résulte le retour de l'action plus régulière du cœur qu'il tient sous sa dépendance.

A la défaillance de cet organe, à l'inégalité et à la faiblesse toujours croissante de ses contractions, aux secousses qu'il éprouve à l'abord du sang, qui refoulé de la peau où il n'est plus appelé, lui arrive de toutes les cavités et qu'il lance encore dans les organes les plus voisins et les plus disposés par la nature de leurs fonctions à recevoir des afflux périodiques de ce liquide, succèdent des mouvements plus vifs, plus larges, plus mesurés, mieux soutenus, à la suite desquels la circulation rapidemment et uniformément développée répand partout à son tour la stimulation et la communique en définitive aux sécréteurs, où à la faveur d'abondantes déperditions elle se modère assez pour ramener le calme en rentrant dans les limites de l'état normal.

Ainsi d'abord isolée, puis successivement répétée en divers points, la réaction devient générale. La pluie qui tombe en gouttes sur la surface tranquille des eaux, produisant autant de cercles qui se rapprochent en grandissant et se confondent en s'élargissant davantage pour ne plus faire bientôt qu'un seul courant devenu plus rapide, nous en offre l'image: c'est un orage de l'organisme provoqué par un défaut d'équilibre entre les forces des principaux systèmes, et terminé par les seules ressources admirablement combinées de la nature.

C'est à la part que prennent la céphalalgie et la douleur lombaire dans cette série de mouvements conservateurs, qu'elles doivent d'être placées en première ligne parmi les phénomènes critiques.

Mais quand tant de diversité règne entre les maux de tête ou de reins sous le rapport du siége, des causes, de leur nature, de leur étendue ou de leur mode d'expression, on sent le besoin de s'attacher à reconnaitre, autant que possible, le caractère propre de ceux qui se présentent sous un aspect critique.

Sans se préoccuper uniquement des degrés divers auxquels ils peuvent s'élever, et de l'insuffisance des termes pour en représenter toutes les nuances, en les disant légers ou forts, intenses, violents, atroces, stupéfiants, il faut encore faire attention aux circonstances avec lesquelles coïncide leur manifestation, à la marche brusque ou graduée de leur développement, ainsi qu'aux formes plus particulières qu'ils peuvent affecter, et remarquer en outre que n'en ayant jamais la mesure ou l'appréciation que d'après le récit du malade, il peut souvent arriver que les plus fortement accusés ne soient pas toujours les plus graves, partageant ce privilége avec toutes les douleurs dont on a plus complétement le sentiment; comme aussi il peut arriver que les plus obscurs ne soient pas les moins sérieux par une raison contraire.

Pour ce qui regarde plus spécialement la céphalalgie, si elle n'est ni susorbitaire fixe, provoquée sympathiquement par la souffrance non équivoque de l'estomac phlogosé, si elle n'est ni frontale avec resserrement des tempes, fourmillements, élancements, pulsations, plaintes ou cris involontaires, comme dans certaines affections plus circonscrites et moins passagères de l'encéphale, elle peut encore être assez étendue et assez forte, rendre la démarche chancelante, la station impossible, elle peut même s'accompagner de la sensation singulière de l'ablation des hémisphères cérébraux, comme l'un de nous l'a éprouvée ainsi que d'autres collègues, sans cesser pour cela d'être de bon augure, surtout si elle s'interrompt à de courts intervalles pour ne laisser que de la pesanteur et sans jamais s'aggraver davantage en reparaissant de nouveau.

Quant à la douleur lombaire elle-même, que la liberté des mouvements et l'absence de raideur des muscles du rachis empêchent de confondre, soit avec le lombago rhumastimal, soit avec la méningite spinale, elle est encore plus rarement fâcheuse que la céphalalgie, en exceptant deux cas faciles à distinguer : dans le premier, c'est lorsqu'elle est térébrante, opiniâtre, avec engourdissement des hanches; dans le second, c'est lorsqu'elle rappelle le coup de barre qui signale l'invasion des fièvres contagieuses de la plus haute gravité.

D'après ce que nous venons d'exposer relativement à la céphalalgie et à la douleur lombaire, il semblerait que par leur fréquence et leur apparition pour ainsi dire inévitable, elles doivent résumer tout ce qu'on peut attendre du mode de réaction névrosthénique auquel elles appartiennent. Il n'en est rien cependant, et bien que les efforts critiques soient en effet les plus communs sous ces deux formes réunies, ils ne se réalisent pas moins dans un assez grand nombre de circonstances, sous celles de DOULEURS SPLANCHNIQUES et quelque fois même de NÉVRALGIES EXTÉRIEURES.

Ces derniers phénomènes dans les divers siéges qu'ils affectent, et où à leur tour ils prennent naissance comme réactions locales insolites, plus brusques, plus irrégulières, plus inopinées que les précédentes et plus qu'elles aussi sujettes à varier en se reproduisant périodiquement, deviennent alors plus particulièrement le point de départ de sympathies toujours péniblement développées.

La cause des douleurs de ce genre, celle de leur violence

et du plus grand danger des maladies qu'elles servent, en s'y montrant comme épiphénomènes dominants, à distinguer les unes des autres sous la dénomination de fièvres pernicieuses carditique, cardialgique, entéralgique, nephro-cystique, épileptique, etc., réside toute entière dans les conditions plus fâcheuses de l'économie, représentées par l'extension qu'a prise la modification du système nerveux, dont la disposition d'inertie, en même temps plus complète, donne lieu, dans certains tissus, à un réveil de l'innervation proportionné dans son énergie au degré plus marqué d'affaiblissement qu'elle a subi dans un plus grand nombre d'autres.

Et là aussi, dans chacun de ces cas, c'est un état préalable d'éréthisme très-prononcé, parce que, des deux ordres de nerfs, formant une double chaîne dont les anneaux se confondent, embrassent tous les organes qui en santé fonctionnent et se modifient en silence sous l'influence réciproque de chacune des parties qui la composent, quelques-unes des ramifications ganglionnaires qui constituent l'une d'elles, étant les premières à recouvrer leur empire, et à activer la circulation capillaire, ne manifestent longtemps qu'une sensibilité stérile, et avant de la répartir également au profit de l'équilibre troublé, au profit de l'accord de sensibilité ou du consensus muet qui doit exister entre tous les organes, ne rentrent d'abord en communication qu'avec un très-petit nombre de ramifications cérébro-spinales, et n'ont qu'elles aussi pour transmettre au cerveau, par leur intermédiaire, des perceptions d'autant plus vives qu'elles sont plus isolées, qu'elles révèlent des rapports plus inaperçus à l'état normal et qu'elles constituent enfin le fait d'une concentration nerveuse absorbant toutes les autres sensations, qui ont besoin de renaître successivement pour modérer l'intensité de celle qui les a dévancées toutes.

Ainsi se traduit de la manière la plus tranchée cette disposition de l'économie établie entre les organes, en vertu de laquelle l'un d'eux se trouve susceptible d'être influencé à l'occasion d'une modification éprouvée par l'autre.

Or la manifestation de cette disposition, comprenant sans exception toutes les actions communément appelées sympathiques, et n'étant dans les cas qui nous occupent que le témoignage exagéré de rapports beaucoup plus obscurs à l'état physiologique, ou celui de rapports pour ainsi dire nouveaux, dus à l'état de maladie, mérite, à plus d'un titre dans ces circonstances, le nom de sympathie morbide, et comme telle, elle ne peut exister qu'en se substituant aux sympathies normales graduellement affaiblies ou prés de s'éteindre complétement : ce qui le prouve, c'est que dans tous les cas de collapsus, nous observons que pour en sortir, il faut nécessairement qu'une convulsion se produise, qu'il y ait, ce qu'en un mot, on ne craint pas d'appeler vulgairement une crise.

Ici, quelqu'en soit le point de départ ou le terme, l'action sympathique a peu de moyens d'irradiations; elle est d'autant plus vive que les limites dans lesquelles s'exerce sa transmission sont plus restreintes. Que ces limites s'agrandissent et bientôt on la verra elle-même perdre de son intensité en se développant avec plus de liberté; et, dès qu'elle pourra se propager sans obstacles, on la verra aussi favoriser graduellement le retour à l'état normal, où, bien que multipliées davantage, les sympathies deviennent de moins en moins évidentes, pour faire place enfin aux synergies qui ne laissent à leur tour apercevoir, au lieu de rapports exclusifs d'un ou de plusieurs organes entre eux, que le concours de tous réclamé par l'unité fonctionnelle.

Nous ne pouvons donc pas dire avec Broussais, que plus

les sympathies sont nombreuses et actives, plus la maladie est grave. Cette proposition n'a d'application aux fièvres d'accès et surtout à celles qui se distinguent par un caractère pernicieux, qu'en ce qui concerne la gravité plutôt que le nombre des sympathies mises en jeu. L'excès de l'une d'elles, n'est jamais que la conséquence de la nullité des autres et réciproquement. Ce n'est qu'ainsi qu'elle peut en peu de temps amener l'épuisement complet et la mort.

Tel est, en effet, son résultat inévitable quand l'organe vers lequel elle se dirige et qui la recueille encore, se trouve trop au-dessous de son type normal d'activité pour résister aux impressions exagérées qui lui arrivent. Il n'est plus que menacé par un premier effort dépassant par son énergie la somme des forces qui lui restent pour s'approprier une transmission et la réfléchir.

Si, au contraire, ce premier effort est heureusement supporté, il ne peut se réaliser qu'avec la propriété de tous ceux de ce genre, qui dans tous les appareils en cours régulier d'exercice sont appelés à concourir essentiellement au maintien des conditions de composition matérielle de forme, d'aptitude dynamique nécessaires à l'accomplissement de leurs fonctions; et dès lors, c'est à la faveur de cette dernière condition, qui sur les autres a toujours l'initiative, qu'il devient le point de départ de sympathies nouvelles, qui, répétées de la même manière, parviennent à généraliser la réaction, dont en définitive, et en raison de l'influence qu'exerce le système circulatoire mis en jeu sur les élans de l'innervation qu'il modère, les conséquences sont le retour de l'harmonie, qui, dans les corps vivants rendus à la santé, n'est que le rétablissement des actions organiques dans la sphère d'activité propre à chacune d'elles; comme dans une société elle n'est que le triomphe des services peut-être obscurs de la plupart des membres qui la composent, sur l'exubérance passionnée de quelques-uns d'entre eux.

Une douleur splanchnique, quelqu'en soit le siége, d'ailleurs plus ou moins distinctement perçue selon qu'elle est plus spécialement ressentie par les nerfs de la huitième paire ou les autres nerfs du domaine de l'encéphale, entrevue comme cause de sympathies, qui tendent encore à l'effacer d'avantage quand, par sa nature, l'innervation ne peut que s'affaiblir en se propageant, comme elle s'épuise avec le temps ou sous l'influence de son extrême activité, appartient donc pour tous ces motifs à la catégorie des stimulations critiques, embrassant à la fois et les sympathies dites de relation et toutes celles, qu'en raison de leur plus grande indépendance du centre cérébro-spinal, on a appelées organiques.

Ordinairement les unes et les autres de ces sympathies se développent dans un ordre assez constant, qui est celui de la plus haute importance des relations des organes entre eux et de leur plus étroite dépendance. L'intensité, en outre, qui, au moins pour la plupart, en marque le début, ne tarde pas à se réprimer à mesure qu'elles s'associent plus fidèlement dans cet ordre, et qu'elles en parcourent plus facilement tous les degrés. Ordinairement aussi, c'est sous leur influênce, et plus particulièrement sous l'influence de celles d'entre elles qui dans leur ensemble constituent le mouvement fébrile, que les phénomènes qui en ont signalé le point de départ sont les premiers à s'évanouir.

Mais il n'en est pas toujours ainsi : quelquefois les sympathies sont insuffisantes pour dominer promptement la douleur qui, de prime abord, a surgi localement avec véhémence ;

plusieurs d'entre elles restent fort obscures ou manquent tout-à-fait. Il arrive même que le cœur, resté calme, ne décèle aucune agitation fébrile, et qu'alors tous les efforts se limitent à quelques sympathies partielles, concourant seules, tantôt sous forme de pesanteur de tête, de chaleurs irrégulières, tantôt sous celle de sueurs, quelque fois même unilatérales ou d'émission d'urines sédimenteuses, à la terminaison d'un paroxisme de souffrance, qui ainsi parcourt ses périodes d'accroissement et de déclin sans se transformer d'une manière sensible.

Ces derniers cas, qui aussi ont souvent leur danger, renferment toutes les affections connues sous la dénomination de *fièvre larvée*, et malgré ce qu'à d'étrange une semblable dénomination, on ne peut guère la leur refuser, bien qu'il soit réel qu'aucun mouvement pyrétique ne les accompagne; car dans cette circonstance ce serait se fonder sur l'absence d'un phénomène secondaire, tandis que d'autre part, on ne tiendrait aucun compte de leurs affinités étiologiques et thérapeutiques essentielles avec les fièvres périodiques elles-mêmes, dont ils se séparent si peu qu'ils en partagent le principe, qu'ils dérivent, sous la même constitution médicale, des mêmes modifications de l'organisme, en régnant avec elles, et, pour dernier témoignage d'enchaînement, en se substituant à elles plus d'une fois, sans exiger jamais d'autre traitement.

Quand la douleur par elle-même est si répandue et si variable; quand elle est susceptible de tant de nuances et de donner en outre aux troubles qu'elle entraîne des apparences qui empruntent leur diversité à celle des fonctions que remplissent les organes affectés, on conçoit sans peine que celle que produit une réaction splanchnique, ou toute autre, soit qu'elle serve de cortége à une fièvre pernicieuse ou qu'elle détermine la forme particulière d'une fièvre larvée, exige d'abord l'appréciation de son véritable caractère.

On est fixé à cet égard, dès que, averti surtout par quelques prodrômes propres aux affections intermittentes, tels que des pandiculations, frissons, lassitudes soudaines, on a pu s'assurer de son apparition spontanée, de sa disparition non moins inopinée, laissant souvent dans les urines un sédiment briqueté, de la périodicité de ses retours, de sa coïncidence enfin avec les maladies mieux dessinées qu'une même constitution médicale voit éclore, en rattachant les unes aux autres, par les liens de la plus parfaite analogie, toutes celles qui se développent sous son influence.

Il s'agit ensuite, après n'avoir négligé aucune des présomptions sur lesquelles on est obligé de fonder le diagnostic, d'embrasser dans toutes leurs conséquences les phénomènes qui se présentent à interpréter. D'une part, ici encore tout est relatif au degré d'importance de l'organe aux prises avec la douleur, et l'on ne peut douter, par exemple, que les douleurs de la région précordiale avec lipothymies ou du cardia avec vomissements incoercibles, ne mettent plus en péril que les douleurs entéralgiques; que ces dernières ne soient plus graves que celles qui occupent les reins ou la vessie, quoique plus aiguës, plus déchirantes; que les douleurs oculaires, faciales ou sciatiques, ne compromettent immédiatement que les parties qui en sont le siége. D'autre part, abstraction faite de son siége, on n'ignore pas non plus que la douleur qui reste fixe, sans se modérer, sans se modifier, ou qui cède brusquement sans amendement de l'état algide qui souvent alors l'accompagne, ne laisse espérer aucun des résultats qu'on peut en attendre, quand, au contraire, les actions organiques qu'elle doit réveiller, se relèvent successivement et deviennent telles enfin qu'en se terminant la maladie n'a plus d'autres phases que celles qui distinguent un accès fébrile ordinaire.

Nonobstant ce qu'a de profitable la douleur; nonobstant le droit que nous avons d'en admettre de critiques, quand tout nous rappelle que l'homme dès ses premiers pas dans la carrière de la vie, ne fait que s'aguerrir par elle dans la lutte continuelle qu'il a à soutenir, quand nous savons qu'elle est le privilége de l'enfance refusé à la vieillesse, en se montrant aux deux extrêmes de l'âge si différente en vivacité, en mobilité et en efficacité, quand nous n'ignorons pas non plus, qu'ingénieux dans son audace, le médecin sait de mille manières la provoquer et contribuer ainsi à la guérison d'un grand nombre de maladies, nous ne pouvons cependant, tout en reconnaissant ce qu'elle a d'utile et même d'indispensable, rester sans nous préoccuper des suites qu'elle peut avoir dans les tissus où elle a pris naissance.

Nous l'y voyons par de l'éréthisme préluder au mouvement plus animé des capillaires, à l'engorgement sanguin, à l'irritation, à l'inflammation et à la désorganisation. Si la succession de ces différents états, dont il est si facile de s'assurer quand c'est le globe de l'œil lui-même qui a été le siége de semblables douleurs, n'a pas toujours lieu; si l'irritation et la congestion en se réalisant n'entraînent pas nécessairement l'inflammation et consécutivement une désorganisation, ces deux derniers états n'en sont pas moins à redouter et avec d'autant plus de raison qu'ils sont plus insidieux.

Ils sont insidieux par le peu d'activité et le retard de

leur développement, car il existe souvent, entre le phénomène nouveau qu'ils constituent et celui qu'ils remplacent, un intervalle quelquefois assez long. L'équilibre de sensibilité partout rétabli, en mettant un terme aux troubles généraux de l'économie, ne paraît se soutenir que pour rendre plus imminent en certains points congestionnés dont la résolution a été incomplète, un retour d'irritation, germe latent d'une inflammation également obscure dès son début et dans sa marche. C'est la conséquence d'une dégradation prolongée de la puissance du système nerveux, qui généralement affaibli par les secousses répétées qu'il a éprouvées, se refuse à en révéler l'existence; et, dès lors, en l'absence de troubles dynamiques notables, il n'est plus guère permis d'acquérir la conviction de ses progrès que par un dérangement plus matériel des fonctions auxquelles participe l'organe lésé, rendant la convalescence de plus en plus précaire, ou, lorsqu'en apparence elle était plus assurée, en l'interrompant par l'explosion d'accidents redoutables liés à une désorganisation viscérale innattendue; désorganisation que néanmoins on n'est pas sans espoir de prévenir, quand on ne perd pas de vue qu'il est de la plus haute importance, après les fièvres d'accès, de surveiller tous les mouvements de l'organisme avec autant d'attention et de sollicitude que pendant leur durée.

Ce sont ces convalescences trompeuses qui multiplient les victimes à la fin de chaque saison épidémique. C'est après avoir vu cette foule de malades pâles, maigres, perdant chaque jour leurs forces et s'avançant à pas lents vers le tombeau avec fièvre hectique et quelquefois sans agitation fébrile appréciable, que Broussais, frappé du rôle de l'irritation, choisissant parmi les matériaux d'un édifice ébranlé, ceux qui en constatent la ruine; plus qu'ils ne portent la trace des causes de son ébranlement, s'est proposé d'en faire la clef de voûte de la pathologie, et s'est laissé entraîner par la trempe vigoureuse de son esprit à franchir les limites de l'observation, pour assigner toujours aux maladies dès leur début, un caractère qui ne manque guère, il est vrai, d'en signaler le terme.

Les crises qui maintenant nous restent à indiquer, moins liées à l'agitation du système vasculaire qu'aux changements que subit le sang lui-même, toutes provoquées par les sympathies organiques ordinairement plus tardives à se manifester que les sympathies de relation spécialement mises en jeu dans les précédentes, plus variées que ces dernières, s'en distinguent encore, en justifiant la qualification d'humorales qu'il convient de leur donner, par un résultat qui n'étant plus exclusivement dynamique, consiste, à la suite d'un travail plus actif d'élaboration et d'élimination, dans une diminution de la masse des fluides de l'économie avec privation d'un ou de plusieurs éléments dans des proportions plus considérables qu'à l'état normal et relatives, d'une part, à la plus grande abondance de leur arrivée aux sécréteurs, et de l'autre, aux qualités vicieuses que leur a communiqué un excès d'animalisation, dû à la rapidité accidentelle de tous les mouvements organiques.

Sous ce rapport les crises humorales se présentent comme une nécessité de toute réaction un peu vive ; elles répondent par l'épuisement d'un superflu de matériaux de composition et le départ de ceux qui sont devenus hétérogènes, au besoin d'éteindre dans les tissus les traces de l'irritation dont ils ont été le siége, et par ce moyen, elles préviennent, si elles sont complètes, tout développement ultérieur de phlegmasie.

Néanmoins, si les crises humorales diffèrent des crises névrosthéniques par les produits rendus plus sensibles de l'acte fonctionnel qu'elles réalisent, elles n'en diffèrent que par cela; car, comme actes fonctionnels, les crises dans les deux cas, et à l'instar de tous les actes qui en santé concourent au développement et à l'entretien de l'organisation, ont aussi les unes et les autres pour but la conservation de cette organisation; leur analogie avec les phénomènes physiologiques est la même; les lois qui régissent ceux-ci, les régissent à leur tour, c'est-à-dire, que pour atteindre leur but il faut toujours qu'il y ait assimilation du stimulant propre à chacune d'elles, dynamique ou matériel, et que sa dissémination ou son élimination s'opère quand il est en excès ou plus ou moins altéré.

C'est surtout sous ce dernier point de vue qu'elles constituent des actes fonctionnels morbides, et comme tels, elles ont en outre de commun entre elles, sans cesser d'être comparables aux actes physiologiques, d'offrir dans leur accomplissement deux périodes distinctes. Seulement ici, dans la première de ces deux périodes, l'excitation physiologique est remplacée par de l'exaltation, des spasmes, de l'éréthisme; et dans la seconde, au lieu du sentiment paisible et instantané que procure la satisfaction d'un besoin, bien que la maladie prenne une marche plus tranquille, ce n'est que par transition que le calme succède au trouble et qu'il se complète pour y mettre un terme.

Ajoutons encore que si on ne refuse pas aux stimulants impondérables, représentés ici par la puissance nerveuse, la propriété d'être assimilés et disséminés par les organes qui en reçoivent l'impression; que s'ils partagent cette propriété qui est incontestable pour les stimulants matériels, tels que le sang dont l'organisme s'approprie ou rejette les matériaux, il s'en suit qu'il n'y a pas non plus dans cette dernière circonstance, à séparer les crises humorales des crises névrosthéniques, en comparant les deux périodes qui les caractérisent également, et par lesquelles elles se manifestent, aux périodes de crudité et de coction reconnues métaphoriquement dans les maladies par les médecins hippocratiques.

En effet, quel que soit le stimulant, comme l'impression transmise au cerveau, comme l'aliment introduit dans l'estomac, comme le chyme présenté aux bouches absorbantes de l'intestin, comme le chyle mêlé au sang veineux, comme le sang lui-même distribué à tous les organes, il est toujours cru quand il arrive à l'un d'eux, c'est-à-dire qu'il n'est pas encore tel qu'il doit être pour faire partie de la propre substance de cet organe, qu'il n'y a pas entre ses éléments et les siens un équilibre suffisant de vitalité, et que pour qu'il cesse de lui être en quelque sorte étranger, il faut qu'il subisse de sa part une modification par un travail préalable d'élaboration qu'il sollicite.

Plus les rapports de vitalité sont éloignés, plus il y a de distance entre les éléments entre lesquels ils doivent s'établir, plus aussi ce travail est long et difficile.

Il est inévitable dans tous les cas ; et, qu'il s'agisse d'agents matériels ou immatériels, d'abords de fluides ou de transmissions sympathiques, c'est lui, qui, généralement inaperçu à l'état de santé lorsque d'une impression résulte la pensée ou les actes successifs du ressort des fonctions digestives, prend au contraire à l'état morbide des proportions qui le mettent davantage en évidence et lui donnent une importance si grande, qu'il suffit pour distinguer entre toutes, par sa gravité, la première période d'une maladie, et lui valoir la dénomination de période de crudité par une interprétation légitime de ses causes et de ses phénomènes.

Cette période que nous avons déjà reconnue à l'exaltation, aux spasmes, à l'éréthisme qui l'accompagnent, et qui en outre est marquée par la suspension de la plupart des sécrétions, en amène une autre dans laquelle nous avons également remarqué le déclin progressif de ces phénomènes, c'est-à-dire plus de liberté, d'égalité, de mollesse dans la respiration, la circulation, dans l'exercice de la sensibilité, dans celui des mouvements musculaires avec coïncidence d'une disposition non équivoque aux évacuations critiques, préparées par une détente générale.

C'est à cette seconde période que correspond la période de coction, ainsi désignée parce qu'alors les produits, causes des phénomènes auxquels elle succède, ont éprouvé une modification telle qu'ils peuvent être, ou assimilés dans les limites de la capacité propre aux tissus intéressés, ou, quand ils sont en excès, soit disséminés par la voie des sympathies, soit éliminés par celle des sécréteurs, qui se chargent également de tous ceux qui sont réfractaires.

Une troisième et dernière période enfin remplace celle-ci, c'est la période critique. Nous avons déjà vu comment, pendant sa durée dans les fièvres d'accès, se réalisaient par l'entremise des communications nerveuses les crises névrosthéniques ou *sine materiâ*. Voyons actuellement comment, dans les mêmes circonstances, se réalisent à leur tour, avec le concours de l'appareil circulatoire, les crises humorales ou avec matière.

Il était à propos, tout en signalant cette unique différence qui existe entre les unes et les autres, de rappeler en même temps, lorsque d'ailleurs souvent elles se confondent en qualité d'auxiliaires mutuels, ce que toujours elles ont de commun, pour faire ressortir davantage l'unité pathologique, le consensus unus, avant d'aborder de nouveaux détails plus spécialement relatifs aux formes diverses sous lesquelles peut se présenter une crise humorale.

De toutes ces formes l'HERPÈS LABIALIS se présente la première, non parce qu'elle offre un grand intérêt, mais parce qu'elle semble particulière aux fièvres d'accès et que même dans bien des cas elle en est comme le stigmate qui en fait soupçonner les atteintes. Déjà Hippocrate avait dit : *febres in quibus ulcerantur labia fortassis intermittentes.*

Les éruptions de ce genre ne se bornent pas uniquement à couvrir les lèvres, les ailes du nez ; quelquefois elles envahissent la face, les paupières, les oreilles, les régions sterno-mastoïdiennes et même le cuir chevelu. La partie interne des cuisses, le scrotum et diverses parties du tronc, n'en sont pas non plus toujours exemptes.

Quel qu'en soit le siége, variant peu, elles apparaissent au déclin d'un paroxisme fébrile et presqu'exclusivement chez les sujets vierges de récidives. Une chaleur locale avec tension incommode de la partie en marque le début, et bientôt cette partie se couvre de vésicules irrégulièrement groupées, remplies d'une sérosité d'abord limpide, puis troublée après vingt-quatre heures, et remplacée par une croûte grisâtre ou brune qui ne tarde pas elle-même à se détacher sans que jamais au-dessous d'elle le derme paraisse entamé.

C'est sans contredit, de tous les mouvements fluxionnaires

que, acquérant ordinairement assez d'intensité pour être douloureusement perçue.

Pour justifier ce que nous disons de la nature du stimulus dans cette circonstance, il suffit de rappeler ce qui s'observe avec tant de similitude, quand, à la suite de l'ingestion de certains fruits, comme la fraise, de certaines substances alimentaires comme le homard, l'écrevisse, les moules, le poisson salé, séché ou fumé, un principe délétère introduit dans le torrent de la circulation, sème en quelque sorte l'irritation en différents points de l'enveloppe tégumentaire; il suffit de rappeler ce qui s'observe encore, quand le suc âcre de certains végétaux, de l'ortie particulièrement, a pénétré quelques portions de cette enveloppe.

Dans tous ces cas d'empoisonnement général ou local, quelquefois spontané, ainsi qu'il paraît se produire pendant la durée d'un accès de fièvre, les phénomènes par lesquels il se manifeste sont les mêmes, et l'explication que nous proposons de leur cause organique, vaut bien celle qu'on en donnait en l'attribuant à l'obstruction des pores de la peau.

Au reste voici ce qui se passe à l'occasion de cette singulière dermatose, qui, lorsque la peau se présente à nous comme un double instrument d'exhalation et d'absorption, comme un réservoir d'exquise sensibilité et une voie d'introduction pour une infinité de substances médicamenteuses, n'offre encore cependant, dans le cas actuel, qu'un faible témoignage des accidents susceptibles de contrarier le développement de ses admirables facultés à cet égard.

Le tempérament à la fois bilieux et nerveux y predispose; elle n'est jamais plus commune pendant le règne des fièvres intermittentes que lorsque ces fièvres se font remarquer par une plus grande tendance à compromettre le foie. Aussi s'associe-t-elle souvent à l'ictère en donnant l'idée de la part que la bile, ou quelques-unes de ses parties constituantes, pourrait bien prendre à sa production.

Accompagnant les accès en signalant plutôt les progrès de la période de réaction que son déclin et à l'inverse des autres crises humorables plus près de leur accomplissement, celle-ci ajoute au malaise général, qui déjà résulte de l'intensité d'un paroxisme fébrile, le sentiment insolite d'une vive ardeur répandue sur toute la surface du corps, qui bientôt au lieu de devenir habitueuse se couvre d'échauboulures. Ces élevures se montrent partout; se prononcent et se multiplient en proportion des tentatives que fait le malade pour se découvrir en cherchant par ce moyen à calmer le feu qui le dévore. Elles sont plus remarquables encore par leur étendue que par leur proéminence; larges, irrégulières, le frottement semble quelquefois aussi suffire pour les rendre confluentes. C'est ainsi que sur les épaules et les reins particulièrement elles acquièrent fréquemment de grandes dimensions. Leur teinte rosée s'effaçant par la pression et étant plus lente à reparaître que dans l'érysipèle, il s'en suit que facilement elles se dessinent en blanc sur la coloration plus animée et quelquefois d'un rouge vif que conserve la peau dans leurs intervalles. La démangeaison qu'elles font éprouver est surtout un supplice, entraînant avec de fréquentes nausées, et après quelques vomissements ou quelques évacuations alvines, un grand accablement, qui, sans la présence d'un sédiment notable dans les urines, serait le mode de terminaison le plus apparent des accès de ce genre.

Cette terminaison en outre n'est pas aussi franche qu'on

pourrait le désirer; elle laisse de l'inquiétude. Cependant, si l'on fait attention que l'épiphénomène qui en a le plus retardé la réalisation, perd insensiblement de sa gravité quand il se reproduit avec de nouveaux accès; si l'on fait attention que jamais ceux-ci n'ont de suites sérieuses, que toujours au contraire la guérison complète en est assurée et assez prompte, on est forcé de reconnaître, que malgré l'aspect alarmant de ses symptômes, la turgescence morbide de la peau, en perdant tout caractère de complication fâcheuse, ne peut que contribuer à la manière des exanthèmes aigus, sans en avoir les suites, à détourner des viscères les congestions et les concentrations qui les menacent, en marquant ainsi, parmi les crises qui favorisent la liberté de leurs mouvements, la place qu'elle doit occuper et qu'ordinairement on assigne aux plus heureuses.

Parmi les opinions accréditées d'une doctrine tombée dans l'oubli, il en est qui ont le privilège de lui survivre, comme pour en conserver le principe. C'est ce qui est arrivé à l'occasion des EPISTAXIS, dont on a jamais dans bien des cas méconnu l'influence salutaire sur la solution des maladies. Cependant il y a plus de difficulté pour ce qui les concerne, à embrasser, comme précédemment, tous les faits susceptibles d'en faire apprécier la valeur comme éléments de crises.

Ces hémorrhagies, quoiqu'assez communes, ne survenant qu'irrégulièrement dans chaque saison et dans un grand nombre de maladies légères ou graves à diverses époques de leur durée, ne variant pas moins quant à leur abondance, ne se prêtent qu'avec peine à une exposition succinte de leurs titres à la confiance dont elles jouissent.

Pour en indiquer les plus réels, il faut d'abord séparer comme n'en présentant aucun, ces cas de fièvres subintrantes ictériques ou typhoïdes avec pétéchies; ceux de fièvre rémittente avec affection scorbutique, dans lesquels un état de prostration, de collapsus ou d'épuisement, ôte à tout écoulement sanguin le vrai caractère d'un effort tenté par la nature.

Il faut ensuite ne tenir qu'un faible compte de ces épistaxis qui se prononcent à peine, et qu'une irritation plus vive, dont le siége est ailleurs que dans la muqueuse nasale, fait avorter.

Après ces exceptions le nombre des cas incontestablement jugés par une épistaxis se trouve bien limité. Il en existe néanmoins, et ce sont ceux de fièvre d'accès sous tous les types, affectant des sujets sanguins, chez lesquels la céphalalgie prédomine et se continue même pendant les intervalles d'apyrexie. Une hémorrhagie nasale intervient alors toujours favorablement, diminue l'éréthisme ou fait cesser une complication fâcheuse sous l'influence de laquelle la réaction générale ne peut jamais assez librement se développer pour donner lieu au retour de l'équilibre de toutes les fonctions d'une manière aussi complète que l'exige la cessation des conditions d'un nouvel accès.

Y-a-t-il dans de semblables circonstances de ces signes précurseurs à l'aide desquels il soit possible d'arriver à un pronostic assuré? Peut-on admettre comme tels, l'injection des conjonctives, le trouble de la vue donnant aux objets un aspect brillant, une douleur gravative au front et à la racine du nez, la pesanteur des tempes, les tintements d'oreille, le battement des artères temporales, le gonflement des veines du cou, un léger délire ou une propension à l'assoupissement contrariée par le prurit des narines, la vitesse, la plénitude, la dureté et l'inégalité du pouls, le refroidissement des extrémités inférieures et enfin des alternatives de frissons dans la région dorsale et de chaleur à la face?

Nul doute que chacun de ces phénomènes n'appartienne plutôt à une congestion vive dirigée vers les parties supérieures qu'à l'épistaxis elle-même; mais ils ne constituent pas moins par leur réunion l'expression symptômatique d'un acte fonctionnel morbide, dont elle est le complément, sinon le but; et dès lors il est permis, en les voyant coïncider avec la dernière période d'un accès et se manifester avec modération, d'en calculer les chances favorables en comptant, après un effort critique ainsi préparé et bientôt confirmé par un écoulement de sang par les narines, sur le soulagement marqué qui en dérive et le rend aussi incontestable que le bien être qui résulte toujours de l'accomplissement d'une fonction physiologique.

Une voie plus large à la solution heureuse des fièvres intermittentes est offerte par les SUEURS. Leur manifestation qui semblait même à Haller une espèce de maladie, est un exemple du passage d'une fonction physiologique à une fonction morbide, en comparant le phénomène qu'elles représentent à celui de la transpiration insensible. Comme celle-ci d'ailleurs, les sueurs ne sont qu'un effet subordonné à l'accomplissement d'un plus grand nombre d'autres.

En effet la faculté exhalante de la peau, toujours en rapport avec le degré d'épanouissement du réseau capillaire que les vaisseaux sanguins forment sur le derme et le dégré d'activité que lui communique l'appareil nerveux sous la dépendance duquel il se trouve, ne peut dépasser certaines limites, ou rester en deçà, sans qu'on ait à rechercher la cause de son exagération ou de son défaut dans un dérangement d'autres fonctions, dont elle n'est en quelque sorte que le dernier terme.

A ce titre, autant que par l'importance que lui donne son

concours avec d'autres appareils, relativement à la deshydrogénation du sang, s'établit entre la peau et tous les organes une solidarité qui l'appelle à jouer le plus grand rôle dans les maladies.

Aussi après avoir remarqué tout ce qu'avait de nuisible une suppression de transpiration, on pouvait penser, et l'observation y conduisait, que son retour avec plus d'abondance était un indice et un moyen de guérison.

Sydenham le reconnaissait en cherchant quelquefois à provoquer la sueur avant l'invasion des frissons par lesquels débute un accès de fièvre. Il se trouvait également bien de la solliciter convenablement et sans excès dans la dysenterie. Si dans d'autres circonstances il combat l'opinion de ses contemporains trop exclusifs et trop disposés à user des cordiaux décorés du titre de sudorifiques, c'est qu'il savait par expérience, en en traduisant la leçon par *cocta non cruda sunt medicanda,* ce que nous disons en d'autres termes, qu'il y a à cet égard une opportunité à saisir, et qu'aucun procédé de l'art, s'il en est de réels quand il est vrai de dire : *sudores prolicere non tam medici quam naturæ provincia est,* ne peut être avantageux si l'action qu'il doit exercer n'est pas en harmonie avec l'ordre de succession et d'enchaînement des mouvements organiques appelés à concourir à un résultat unique.

Cet ordre constant à l'état normal, doit être le même à l'état morbide et à l'état thérapeutique pour être suivi de soulagement. Il réside dans la liberté de la respiration, dans la stimulation modérée du cœur, dans la stimulation, en correspondance avec cette dernière, des capillaires destinés à agir sur le sang qui leur arrive, dans l'action proportionnée des sécréteurs ayant à modifier ce fluide et à en mettre les éléments en rapport avec le de.ré de sensibilité des bouches exhalantes.

La réalisation de cet ordre ou son interversion plus ou moins complète, détermine la distance qui sépare les sueurs dites critiques des sueurs dites symptômatiques.

Ces dernières inégales ou partielles, souvent froides et visqueuses, se montrant dès le début de la maladie, ou lorsque déjà elle a acquis son plus haut degré de gravité, n'annoncent que l'oppression, le trouble profond de toute l'économie; on les voit dans plusieurs variétés de fièvres pernicieuses. Les premières, générales, douces, halitueuses, apparaissant de préférence au déclin des accès, signalent, au contraire, l'exercice plus libre des principales fonctions et un surcroît d'activité répandu à la périphérie.

C'est à ce surcroît d'activité, inséparable des sueurs au déclin des accès, qu'est due l'intermittence la plus franche; s'il est faible, il n'y a que rémittence. C'est lui aussi, quelque soit leur abondance ou la nature de leurs produits, susceptibles de varier, qui donne aux exhalations cutanées toute leur efficacité.

Rarement en effet dans les meilleures conditions, la transpiration se fait remarquer par sa quantité, son odeur ou des qualités particulières décélant une élimination à laquelle on pourrait être tenté d'attribuer exclusivement ses bons résultats. Mais toutes les fois qu'elle se soutient sans être immodérée; toutes les fois qu'elle coïncide avec un développement prononcé du cœur, influant sur la dilatation facile de toutes les artères, reconnue au caractère du pouls appelé *inciduus*, elle représente à juste titre un effort médicateur des plus complets, en ce sens, que nulle concentration vers les viscères ne peut résister à la surexcitation d'une surface aussi étendue que celle que présente la peau ; surexcitation tellement ménagée qu'elle agit moins en raison de son intensité que de son égale répartition, et toujours de manière à n'entretenir, avec l'action des sécréteurs, que les sympathies nécessaires à l'accomplissement régulier des actes les plus importants de l'organisme.

Une diaphorèse convenable constitue donc une des meilleures crises, et comme la plupart des autres n'ont réellement ce caractère qu'en lui permettant de se développer pleinement, ajoutons, en outre, que c'est aussi une des plus fréquentes, grâce à un heureux consensus de phénomènes auxiliaires.

Il n'y a rien de semblable à attendre quand l'engorgement des viscères est devenu permanent ; quand celui des muqueuses digestives est passé à l'état chronique. Les sueurs critiques cessent d'appartenir à ces périodes secondaires de la maladie; la peau alors ne répond plus aux stimulations graduellement affaiblies de la réaction générale d'ailleurs insuffisante, elle s'atrophie; il lui faut un autre air, d'autres influences pour recouvrer sa susceptibilité promptement usée sous le climat d'Afrique.

L'importance de l'appareil devenu ainsi que nous venons de le voir l'intermédiaire d'une crise, augmente sans contredit la signification de cette crise. C'est ainsi que la peau, tant que sa dégradation n'a pas été consommée par la prolongation de la maladie, est appelée à fournir les plus essentielles.

Son aptitude sous ce rapport, est elle partagée par l'appareil urinaire?

Une réponse affirmative à cette question ne peut être absolue ; elle exige une distinction et une courte explication.

D'une part l'appareil urinaire est souvent chargé de suppléer à l'insuffisance des sécrétions cutanées diminuées ou suspendues et réciproquement. Ces faits établissent d'une manière incontestable la solidarité en antagonisme des deux fonctions et deviennent un argument en faveur de l'égalité d'influence de l'une et de l'autre sur la solution des maladies.

Cependant cette influence varie pour chacune d'elles selon les circonstances; car, d'autre part, l'appareil des voies urinaires, plus spécialement destiné à opérer le départ et la transmission au dehors des matériaux usés qui ont servi à la composition des organes, n'a pas avec ces organes et surtout avec l'appareil des sentations externes des relations aussi étendues que le sont celles de la peau, chez l'homme particulièrement.

Il résulte de cette différence, que si, à l'occasion des crises effectuées par la peau, il s'agit moins encore de la nature des produits éliminés que de l'action organique spécialement mise en jeu et susceptible d'en varier l'abondance, à l'occasion des crises par les URINES, il y a plus, au contraire, à compter sur ces produits eux-mêmes que sur l'action organique qui dépouille le sang des principes qui lui sont devenus étrangers et y surabondent.

C'est dire en d'autres termes que si les crises par les sueurs participent à la fois du caractère névrosthénique et du caractère humoral et peut-être plus du premier que du second, les crises par les urines, à leur tour, représentent presqu'exclusivement ce dernier, et n'ont dans les maladies d'autre importance que celle que détermine la nécessité plus ou moins grande des éliminations.

Cette nécessité, au moins à leur début, est peut-être moindre pour les fièvres intermittentes, qui sont alors essentiellement dynamiques, que pour les autres pyrexies qui ont pour condition commune une altération du stimulus sanguin; elle est moindre surtout que dans les fièvres inflammatoires et rhumatismales qui n'ont pas d'exanthème dépurateur.

Quand elle se prononce d'avantage, ce n'est jamais qu'en proportion de la vigueur des réactions, qu'en proportion de leur répétition ou des complications phlegmasiques; et le mouvement fébrile, vif ou obscur et prolongé, suffit alors pour modifier assez la crase des fluides circulants et y introduire des éléments dont l'élimination devient urgente.

Telles sont les causes les moins équivoques du sédiment briqueté des urines pathognomoniques et toujours favorables dans les fièvres d'accès. Si nous excluons de la production de ce phénomène les effluves des marécages, si généralement reconnus pour infecter le sang, c'est que rien n'est moins prouvé que leur intervention dans cette circonstance.

Nous ne nions pas toute fois l'intervention de ces miasmes dans la production des fièvres intermittentes elles-mêmes; mais, outre qu'il est très-probable qu'ils sont de la nature des principes facilement et complètement altérables par un travail d'élaboration, d'où il suit que la maladie, ne les reproduisant pas comme beaucoup d'autres maladies reproduisent ceux qui leur sont propres, n'est jamais contagieuse, nous sommes également forcés de convenir qu'ils ne constituent pas la condition *sine quâ non* de ces fièvres, et que si effectivement ils peuveut les multiplier et les aggraver beaucoup, celles-ci ne se montrent pas moins susceptibles de se développer sous la seule influence du climat et sous des influences plus individuelles assez efficaces pour n'avoir rien alors à emprunter aux émanations marécageuses, d'ailleurs fort contestables en beaucoup de localités soumises comme beaucoup d'autres aux invasions périodiques de l'épidémie.

Signaler l'origine du sédiment briqueté des urines, c'est mettre sur la voie d'une induction facile à saisir, et qui mène à en apprecier la valeur critique. Les faits d'ailleurs se multiplient et se pressent pour en confirmer l'exactitude. De tous ces faits, les uns se rapportent à la présence du sédiment, et les autres à la plus ou moins grande abondance des urines, elles-mêmes.

On n'observe pas de dépot et les urines sont tenues et limpides au début des accès et pendant leur stade marquée par des frissons. Elles restent telles aussi longtemps que persiste l'état spasmodique et qu'il arrête, par sa prédominance, le mouvement interstitiel ou suspend la plupart des autres sécrétions. La gravité de ce phénomène n'est pas douteuse; un traitement stimulant et mal entendu le prolonge. S'il rereparaît inopinément, c'est que le délire est prochain. Aussi, est-ce avec raison qu'il prend rang parmi les symptômes fâcheux de la période de crudité dont il fait partie.

Pendant la durée de la période de coction qui vient ensuite, lorsque la chaleur fébrile s'est manifestée, les premières traces du sédiment commencent à s'apercevoir et se décèlent par la couleur rouge des urines devenues très-rares et par leur aspect terne dépourvu de transparence. Enfin arrive la fin de l'accés, la période d'élimination, la période de crise, de rétablissement des sécrétions ; dès lors celle des urines, bien que contrebalancée par l'abondance de la transpiration, reprend son cours et se fait surtout remarquer par la déposition critique dont nous avons déjà indiqué le caratère et l'origine.

Le retour à l'état normal de cette sécrétion tarde peu si les accès ne doivent plus reparaître, et c'est l'un des effets les plus sensibles de l'administration convenable et en temps opportun des antipériodiques. Dans d'autres cas, où les jours d'apyrexie elle continue à se débarrasser des produits qui ont pris naissance pendant le paroxisme de la veille, c'est que la crise nervosthénique, dont la crise humorale n'est jamais que le complément, a été elle-même retardée et incomplète. Dès lors l'apparition de nouveaux accès, même sous forme pernicieuse, est à redouter.

Indépendamment des sédiments, la rareté des urines se fait encore remarquer, quand, pendant le cours des fièvres d'accès, une fluxion diarrhéique ou dysentérique se prépare ; elle se fait remarquer à la suite des fréquentes récidives de ces fièvres, dans tous les cas d'affection et d'engorgement chroniques des viscères abdominaux ; dans ceux qui plus particulièrement se compliquent d'hydropisie ou de leucophlegmatie ; et assez généralement alors, il n'y a de signification critique que lorsque les urines coulent en abondance. Si même, dans les derniers cas que nous venons de citer, des quantités variables d'albumine s'y décèlent, ce n'est jamais que comme circonstance aggravante et en annonçant un achemiment vers la consomption.

Mais l'abondance salutaire des urines est plus souvent à désirer qu'à espérer, lorsque l'organisme est profondément affaibli. Pourque ce résultat se réalise, il faut que sous des influences générales devenues plus favorables, toute l'économie subisse une modification assez marquée pour permettre à quelques fonctions de seconder par un retour d'activité celles que doivent avec plus d'énergie présenter les voies urinaires.

On confondrait à tort cependant comme également réfractaires à une solution critique par les urines et comme dépendants des mêmes lésions organiques, tous les cas d'hydropisie et de leucophlegmatie. Parmi eux, et plus souvent peut être qu'il n'y en a de désespérés, il s'en rencontre qui se distinguent assez des autres pour qu'il soit ici déplacé d'indiquer les conditions dans lesquelles ils se présentent.

Lorsque la peau a été brusquement impressionnée par une température froide et humide, ou lorsque déjà elle est émaciée, bien que l'état des sujets comporte encore un certain degré de vigueur, on ne tarde à remarquer qu'elle ne peut plus que faiblement répondre aux provocations de la réaction générale. Ses sécréteurs, la faculté exhalante qui leur est propre, ne correspondent plus que par une complète inertie à la rapidité des phénomènes d'imbibition et à l'impulsion augmentée dans les capillaires par la précipitation du mouvement circulatoire à chaque retour de fièvre. La plénitude du système artériel contraste avec la faiblesse du système cutané; l'équilibre est rompu entre l'action de l'un et l'action de l'autre. Dès lors une rosée séreuse sans issue au dehors, inonde le tissu cellulaire et s'épanche dans les cavités. C'est en pathologie la reproduction de l'une des expériences les plus ingénieuses de M. Magendie: c'est le même phénomène; l'infiltration intermittente comme les accès, n'a de terme qu'à leur suspension.

Le sulfate de quinine en triomphe toujours heureusement en complétant par une action thérapeutique anologue à l'action de la réaction générale, ce qui manque à cette dernière pour être efficace, et des urines copieuses font le reste.

En pareille circonstance, le succès de cette médication est égal à celui qu'on lui doit aussi dans les cas d'imminence d'accès pernicieux ; elle arrache autant de victimes vouées à une mort certaine ; car, qu'il y ait en même temps effort infructueux vers la périphérie, et complication accidentelle d'angine, de bronchite ou disposition plus marquée à la céphalalgie, il arrive plus d'une fois, si l'on n'y prend garde, que les épanchements séreux ont lieu particulièrement autour de la glotte ou dans les ventricules cérébraux, et que les sujets, bien qu'ils n'eussent d'abord rien présenté d'alarmant, périssent suffoqués, ou tardent peu à succomber au coma que quelques convulsions ont précédé.

Certes les hydropisies de ce genre, qu'autrefois on eut appelées chaudes ou actives, mais qui néanmoins une fois déterminées ne conservent rien du principe auquel elles doivent leur origine, ne sont pas symptômatiques au même titre que celles qui surviennent aussi après de plus nombreuses récidives de fièvre et lorsque déjà la détérioration de la constitution est beaucoup plus avancée.

Ces dernières hydropisies, constituant de véritables diathèses, liées à de profondes lésions viscérales, à l'appauvrissement des fluides, à la lenteur du mouvement circulatoire, à l'absence de toute réaction fébrile même momentanée, hors les cas assez rares de résorption purulente ; liées enfin aux obstacles que, dans son retour au cœur, le sang rencontre de la part d'engorgements sus ou sous diaphragmatiques et pelviens, reconnaissent pour cause la distension des veines plutôt que celle des artères, et n'ont de commun avec les précédentes que la suspension de l'absorption qui dérive dans les deux cas de la plénitude des vaisseaux.

Ce sont, particulièrement les cas que nous achevons de signaler, qui offrent dans leur ensemble à l'observateur attentif les conséquences dernières des fièvres intermittentes, c'est-à-dire l'alliance pour ainsi dire inévitable de la dégradation de la peau, de l'engorgement du foie et de la dysenterie chronique.

Séparant de notre travail les mauvaises crises comme déviations d'actions organiques, qui cessent d'être médicatrices en opérant la transformation d'une maladie en une autre, notre intention en ce moment n'est pas d'examiner les rapports de chacune de ces affections entre elles et avec les fièvres et leurs causes ; mais nous dirons seulement que leur triste réunion est pour l'Afrique, l'affligeant témoignage de l'insuffisance de l'art, comme la phthisie l'est pour la France.

Elle compense les pertes qu'on n'a pas en aussi grand nombre à attribuer à cette dernière en n'y comprenant pas surtout les tuberculeux qu'une cause nouvelle de destruction, plus compromettante pour l'ensemble de l'organisme, moissonne avant le terme fixé pour leur existence, en ne leur laissant plus le temps de mourir de la poitrine.

Maintenant d'où vient cette prédilection ? Pourquoi ce premier genre de mort est-il plus commun en Afrique que le second ? La raison nous en a toujours paru très-simple. Nous n'avons jamais manqué, en l'accompagnant de tous les développements dont elle est susceptible, de la reproduire dans nos conférences cliniques, en faisant remarquer toute l'insuffisance dans les pays chauds et humides des fonctions pulmonaires pour séparer du sang sous forme de gaz, le carbone et l'hydrogène dont il s'est chargé, quand, d'autre part, une plus grande activité des mouvements organiques multiplie les besoins de cette séparation ; en faisant remarquer, quand la peau surtout avait déjà perdu sa vitalité, la nécessité pour le foie et la muqueuse du gros intestin d'exagérer leur influence fonctionnelle, pour éliminer sous forme liquide, des principes dont l'économie ne parvenait pas à se débarrasser par les voies ordinaires.

D'où résultait, prouvé par les exemples que nous avions sous les yeux et en harmonie avec nos démonstrations sur l'évidence du balancement des actions organiques, que l'activité de l'appareil biliaire et celle de l'appareil folliculeux du gros intestin, en rapport de vascularité et d'évolution avec le foie, étant en raison directe du ralentissement d'activité des appareils pulmonaire et cutané, chacun de ces appareils par cela même se trouvait, le premier d'abord, le second ensuite, plus particulièrement exposé aux maladies.

Frappés de l'extrême fréquence de ces maladies, de leur gravité, prenant en considération leur correspondance avec l'obscurité des maladies du poumon, plus réelle que leur rareté, nous n'avons jamais pensé à un antagonisme entre les causes de ces dernières et celles des fièvres intermittentes elles-mêmes.

Et loin d'attribuer à celles-ci aucun privilége de bienfaisance, toujours nous déplorions au contraire, leur compatibilité en toutes circonstances, leur intervention dans la plupart des dérangements de l'organisme, environnant même de danger ceux qui en étaient le moins susceptibles, tels que la parturition, l'allaitement, la dentition ou les blessures les plus légères.

Une polémique engagée depuis à grands frais d'érudition, en surprenant beaucoup de médecins en flagrant délit d'inattention sur la question qu'elle soulevait, n'a rien changé à nos convictions à son égard. Elle n'a fait que nous persuader davantage de la flexibilité des faits, que si souvent l'on dit inflexibles, quand avec de l'habileté et du talent on entreprend de les interprêter pour donner à une conception *à priori* toutes les apparences séduisantes de la vérité.

On n'est pas libre en pathologie, où tout s'enchaîne, de séparer à son gré toutes les questions qu'elle embrasse ; et, si tout-à-l'heure nous exprimions l'intention de remettre à un autre moment l'examen des conséquences dernières des fièvres d'accès, qui comme déviations d'actions organiques ne font que substituer une maladie à une autre, nous sommes loin de vouloir actuellement passer sous silence les phénomènes qui, tout en préparant ces fâcheux résultats, ont néanmoins dans leur principe tout ce qui caractérise un mouvement libérateur, une fonction morbide ayant un but, qui, s'il n'est plus uniquement le rétablissement de l'équilibre des forces, est celui, non moins important, du rétablissement de l'équilibre des sécrétions.

Les vomissements bilieux, un grand nombre de diarrhées, quelques dysenteries même, appartiennent à cet ordre de phénomènes.

Il est vrai qu'en rattachant toute maladie à l'idée d'un dérangement nécessairement fâcheux, nous sommes naturellement portés à juger défavorablement tout ce qui constitue l'ensemble de cette maladie, et habitués à notre insçu à interpréter dans le même sens les accidents qui surviennent pendant sa durée, en les considérant plutôt comme une complication, un progrès, une aggravation, que comme l'expression d'une tendance contraire. Les affections des voies digestives plus particulièrement ne sont jamais remarquées qu'avec la plus extrême défiance, lors même qu'on ne voit pas en elles la source principale des troubles plus étendus de l'organisme. Cependant, à leur égard, d'autres résultats que ceux que nous avons déjà fait pressentir, plaident fréquemment et avec évidence contre une manière de voir qui détourne de les considérer à leur origine sous un meilleur aspect, et ils parviennent sans peine à dégager à leur tour les phénomènes critiques qu'ils représentent de ces inquiétudes que nous avons vues inspirées avec assez peu de fondement par le développement de beaucoup d'autres.

Il suffit alors de faire attention aux limites de durée et d'intensité qu'ils peuvent atteindre et qu'ils ne doivent pas dépasser pour rencontrer en eux des efforts incontestablement salutaires.

C'est ainsi que dans nos fièvres à retours périodiques, la surexcitation plus prononcée dont une portion ou une autre des voies digestives devient le siége pendant la durée de la réaction générale, peut être entrevue sans danger; c'est ainsi même, quand à une époque assez rapprochée du début des accès, il y a tant de diarrhées muqueuses et sanguinolentes, tant de vomissements bilieux spontanés ou sollicités qui loin de retarder la solution heureuse de la maladie semblent au contraire la rendre plus prompte, qu'on est bien forcé de convenir que leur apparition n'est pas toujours sans avantage.

Que les humoristes, s'il en existe encore pour représenter l'opinion exclusive flétrie par cette qualification, s'emparent de ces faits qui longtemps ont rendu leur argumentation victorieuse; qu'ils s'en emparent pour ne rien voir au-delà d'une évacuation de matière nuisible, sans nous laisser comme eux séduire par la vraisemblance, ni l'accepter comme suffisante, nous arrêterons toujours de préférence notre attention sur l'état dans lequel l'économie et les tissus qui les ont fournies restent après de telles évacuations. En attribuant à cet état la part bien légitime qui lui revient dans les guérisons, on est facilement dispensé de toute autre explication.

Qu'observe-t-on, en effet, après ces évacuations dues à l'activité que manifestent plus particulièrement les sécréteurs? A un sentiment de surcharge gastrique, de pesanteur dans les hypocondres, de tension de l'abdomen dominant tous les autres symptômes de la maladie, succède rapidement un sentiment de mieux-être, qui de l'aveu même des malades est déjà presque toute la guérison.

Ce prompt soulagement n'indique-t-il pas un exercice plus libre des mouvements intestinaux et de la circulation abdominale? Si l'on fait en outre attention que les organes et les tissus qui viennent d'éprouver une déperdition abondante de fluides, se trouvent dans les conditions de ceux auxquels on a soustrait beaucoup de sang et en conséquence peu disposés à un retour prochain d'irritation, on concevra facilement qu'ils n'entraîneront plus de concentrations particulières susceptibles de retarder la réaction générale, qui libre dès lors, provoquant ces sueurs que nous avons vues être le résultat de son développement régulier, achèvera de cette manière et sans entraves, une crise commencée par des selles et des vomissements.

Pour ce qui concerne les VOMISSEMENTS, en se rappelant plus particulièrement que pendant la première période des accès, le sang refoulé vers le cœur et lancé vers les organes les plus voisins et lès plus habitués à recevoir des afflux périodiques de ce liquide, a du nécessairement engorger le foie comme la rate ; en n'oubliant pas non plus que le premier de ces organes comme sécréteur est surtout disposé à se débarrasser, après un travail d'élaboration, du superflu des matériaux qui lui arrivent extraordinairement et avec tant d'abondance, on ne verra plus dans les vomissements que la conséquence naturelle d'un abord plus considérable de fluides, qu'un acte physiologique, ou mieux l'accomplissement d'une fonction devenant morbide par son exagération, et qui ne laisse entre l'état normal et celui sous lequel elle se présente, d'autre distance que celle qui sépare les sueurs de la transpiration insensible.

Les vomissements ne sont donc que la sueur du foie ; ils ne peuvent se réaliser et être utiles que lorsque cet organe se trouve dans les conditions où se trouve la peau elle-même lorsqu'elle réalise des sueurs véritablement critiques; ils ne peuvent se réaliser et être utiles que lorsque les diverses actions organiques qui doivent y concourir, se succèdent avec ordre et sont en harmonie. Autrement ils ne sont plus que symptômatiques et fâcheux.

A leur occasion se reproduisent toutes les questions relatives à l'opportunité et à la facilité des provocations sudorales et nous pouvons leur appliquer ce que Sydenham pensait de ces dernières en disant à notre tour : *Biliosi vomitus prolicere non tam medici quàm naturæ provincia est.*

S'il est facile, en effet, d'administrer un vomitif, il ne

l'est pas également de bien déterminer les circonstances dans lesquelles il peut l'être en toute sécurité, abstraction faite de l'état plus ou moins favorable des surfaces par l'intermédiaire desquelles il doit agir. Quand il y a stupeur, l'engorgement du foie y participe toujours à un haut degré, et sous cette forme les granulations qui sont pour l'appareil biliaire autant d'appareils particuliers, ne peuvent réagir convenablement sur les éléments à élaborer et à éliminer; quand sous une autre forme de l'engorgement hépatique il y a réaction trop vive, sensibilité et tension douloureuse de l'hypocondre, les mêmes granulations sont le siége d'un orgasme inflammatoire non moins susceptible de suspendre toute sécrétion. Alors, il n'y a pas à en douter, on ne peut qu'augmenter beaucoup le malaise en cherchant à provoquer les vomissements.

Dans l'une et dans l'autre de ces circonstances, comme il n'y a ni élaboration ni élimination possibles, il n'y a pas davantage lieu à une évacuation. La nature, comme l'auraient dit les anciens, n'est pas disposée à ouvrir cette voie à une solution critique. Mais ce n'est pas à dire qu'elle ne l'est jamais, ni qu'il faille toujours renoncer à la seconder lorsque cette disposition, tout en se manifestant, ne se montre que languissante. Dans bien des cas, au contraire, et c'est le propre de quelques constitutions épidémiques de reproduire certaines diathèses qui amènent le besoin et la facilité des évacuations biliaires, l'emploi des moyens reconnus pour les favoriser trouvent parfaitement leur indication.

Ce sont ces derniers cas de même que les précédents, qu'il faut s'attacher à reconnaître et à bien préciser, pour justifier comme méthode générale de traitement dans les fièvres intermittentes, soit d'une part l'usage des vomitifs, soit de l'autre leur proscription absolue. Autrement, chacune de ces opinions comme trop exclusive est blamable au même titre.

Nous nous garderons bien néanmoins d'être injustes envers les défenseurs que l'une et l'autre ont eu en Afrique, en n'attribuant pas aux difficultés de l'art une si grande dissidence. Pour le public seulement elle a pu être presqu'un scandale; mais pour le médecin qui réfléchit, tout se réduit à ce qu'elle prend sa source dans une appréciation si délicate que l'erreur est facile. *Judicium difficile, experientia fallax*, aurait dit Hippocrate avec indulgence.

On n'ignore pas d'ailleurs que sans déshériter la science de ses droits à la confiance générale et que sans rien perdre eux-mêmes de l'estime réservée à leurs travaux d'habiles médecins ont pu paraître en opposition. On sait aussi qu'on ne prononce jamais qu'avec un égal et profond respect les noms de Stoll et de de Haën, et que cependant ces deux illustres interprêtes de la clinique de Vienne, conduits par des principes à peu prés semblables, habitant le même climat, exerçant dans le même hôpital, ne partagèrent pas les mêmes opinions sur quelques points essentiels de la pratique médicale. Stoll, dit Vic d'Azir, faisait un grand usage de l'émétique au commencement des maladies aiguës, et de Haën se vantait de ne l'employer jamais; celui-ci prodiguait le quinquina, Stoll le conseillait avec plus de mesure. La malignité paraissait à de Haën n'être qu'un accident produit, comme les fièvres exanthématiques, par un régime défectueux ou par un traitement erroné; Stoll, au contraire, a décrit des fièvres essentiellement malignes; il en a déterminé le caractère, et il a prouvé que le foyer des exanthèmes résidait souvent dans les humeurs dont les premières étaient remplies.

Stoll aussi, lui qui observait à la manière de Sydenham et avait reçu ses premières impressions médicales en Hongrie où régnaient annuellement des fièvres du plus mauvais caractère, reconnaissait comme non moins salutaires que les vomissements de matière bilieuse, un grand nombre de diarrhées. Il n'en isolait pas la considération des phénomènes d'un paroxisme fébrile, ni de ceux des affections de poitrine avec lesquelles il les a vues coïncider.

La liaison de ces DIARRHÉES avec les principaux dérangements de l'organisme est telle en effet, que tout ce qui s'y rattache, touche particulièrement aux troubles de la circulation et n'est sous leur dépendance que la conséquence des troubles infiniment variés de l'appareil biliaire, dont l'insuffisance fonctionnelle entraîne la nécessité d'une voie nouvelle pour les éliminations.

Dans d'autres cas, fréquemment déjà nous avons vu les actes dynamiques, les transmissions de ce genre se suppléer, se substituer les unes aux autres; dans ceux-ci la substitution a lieu dans la série des mouvements sécrétoires; et, sans avoir rien de fortuit, elle s'effectue dans l'ordre naturel des rapports qui plus directement rendent les organes solidaires entre eux et appellent plus particulièrement l'un d'eux à en remplacer un autre dans ses fonctions devenues languissantes.

C'est ce qui s'observe, par exemple, quand aux diminutions de la transpiration cutanée, succèdent d'abondantes urines; quand sollicitées par le peu d'activité des exhalations pulmonaires, des menstrues ou des déjections plus biliaires, viennent rétablir l'équilibre des déperditions obligées d'hydrogène et de carbone; quand enfin la peau, les reins, les poumons, le foie fonctionnant mal, rencontrent dans l'appareil folliculeux du gros intestin un auxiliaire dépurateur.

Tout se lie étroitement dans la vie, les mouvements dynamiques, comme les mouvements sécrétoires, et la tendance au rétablissement de l'équilibre par le secours des uns, n'est pas moindre par celui des autres.

C'est donc l'aptitude fonctionnelle du gros intestin qui décide de ses affections, qui détermine la fréquence des diarrhées.

Ces diarrhées dès-lors ne représentent plus que le dernier terme d'une fonction morbide ayant un but comme toutes celles que nous avons précédemment examinées.

Dépendantes dans les fièvres d'accès des changements survenus dans l'accomplissement normal et régulier des fonctions du foie, elles se distinguent des phlegmasies proprement dites, par leur indolence, parce que le fait même de leur apparition signale un acte accompli ; de même que les pustules de la peau dans la variole en signalent un autre. Ici, à la peau, malgré les craintes que semblerait devoir inspirer une inflammation disséminée sur une surface aussi étendue et aussi riche de sensibilité, quand la simple excoriation du derme par un vésicatoire d'une médiocre dimension suffit parfois pour allumer la fièvre, celle-ci, au contraire, se dissipe lorsque l'éruption est achevée ; là, à la surface du gros intestin, les résultats sont semblables, le but est atteint, il est étranger aux provocations fébriles, il y a eu crise.

Mais s'il y a des limites à l'action critique dont la peau peut être le siége, il y en a aussi pour celle de la muqueuse du gros intestin. Si elle se prolonge, entretenue surtout par la cause à laquelle elle doit son origine, les tissus, sous l'influence d'un travail insolite, ne tardent pas à s'altérer, les cryptes s'ulcèrent, ou l'abord inaccoutumé d'une certaine quantité de sang provoque à divers degrés, sous des formes diverses, quelquefois sous la forme phlegmoneuse, de redoutables inflammations.

Dès ce moment il n'y a plus crise; la maladie est plus complètement localisée; elle se spécialise, appelle une étude nouvelle, constitue en un mot à son tour une fonction morbide nouvelle, qui par les symptômes qui lui sont propres, tels que la douleur, des coliques, le tenesme, l'ardeur et la sécheresse de la peau, la dureté du pouls, indique cette fâcheuse transformation.

Néanmoins cette transformation, tantôt brusque, tantôt beaucoup plus lente, souvent aussi n'a pas lieu. A ces derniers cas appartiennent toutes ces diarrhées qui accompagnent l'acclimatement dans les pays chauds et auxquelles assez généralement on attribue la propriété de le favoriser.

Ces diarrhées d'acclimatement sont critiques au même titre que celles qui se manifestent pendant la durée d'une fièvre d'accès; que celles qui se renouvellent à chaque rechûte d'autant plus facilement que celles-ci ont été plus nombreuses; que celles enfin qui persistent pendant les intervalles plus ou moins prolongés d'apyrexie. La présence d'un peu de sang dans les selles, n'enlève pas toujours, ni aux unes ni aux autres ce caractère, et telle est leur marche, qu'il en serait à peine question dans la pathologie d'Afrique, si les circonstances qui les accompagnent fréquemment, ou les conséquences qui en dérivent, ne leur donnaient quelqu'importance.

Ce qui explique l'extrême fréquence des diarrhées dans les

fièvres d'Afrique, où elles sont presqu'inévitables, par opposition et en raison de quelque différence dans la cause qui les produit, rend également compte de l'apparition beaucoup plus rare des PAROTIDES, dont il nous reste actuellement à dire un mot pour compléter ce qui concerne l'exposition que nous avons entreprise des phénomènes critiques les plus dignes d'attention.

Les fièvres périodiques, ainsi que le prouve ce que nous en avons dit, ayant eu d'ailleurs déjà l'occasion de le faire remarquer, essentiellement dynamiques à leur début surtout, ne participent que rarement et bien imparfaitement des conditions communes aux autres pyrexies reconnaissant pour cause une altération matérielle du stimulus sanguin. La plupart de leurs crises sont névrosthéniques ; ou, quand elles sont humorales comme nous venons de le voir, l'action qui les détermine est représentée par des actions analogues à l'état normal, n'offrant que plus d'exagération dans leur activité et dans leurs produits ; les crises de ce genre sont celles qui leur sont propres ; elles en sont aussi les plus ordinaires.

Mais s'il survient pendant leur durée des complications phlegmasiques, si leur invasion est due à une action plus puissante des causes morbides, à l'intensité des miasmes ; si l'encombrement des malades dans les hôpitaux multiplie en outre les sources d'infection, alors évidemment les conditions changent, leur évolution n'est plus régulière, et à leur principe s'ajoute celui plus ou moins spécial d'autres pyrexies qui les en rapproche et leur donne un air de parenté soit avec les fièvres typhoïdes, soit avec la fièvre jaune d'Amérique, soit enfin avec le typhus d'Orient reconnu à ses bubons.

Dans ces circonstances toujours exceptionnelles, parce que

les causes qui les font naître le sont aussi, on ne reconnaît que très-difficilement une fièvre d'accès; c'est à peine si quelques exacerbations irrégulières en révèlent le caractère : la prostration la plus complète, la stupeur, un délire sourd, un état comateux prolongé, ne laissent de comparaison à établir qu'avec les affections fébriles les plus fâcheuses.

Il ne lui manque, à cette fièvre, que l'exanthème intestinal pour ressembler à la fièvre typhoïde, et quelquefois il se rencontre plus ou moins modifié; il ne lui manque que le vomissement noir pour ressembler à la fièvre jaune, et quelquefois, à l'autopsie, du sang altéré et épanché en abondance, s'est rencontré dans les voies digestives; il ne lui manque enfin pour ressembler à la peste que les bubons, et les parotides en tiennent lieu.

Ici, on le conçoit, les crises névrosthéniques sont impuissantes, l'altération matérielle du stimulus sanguin disséminant ou localisant l'inflammation, rend plus compliquée l'œuvre d'élimination, plus urgent le besoin d'une crise humorale, et quelquefois, mais non toujours parce que la maladie est trop grave pour qu'il en soit ainsi, cette crise humorale se réalise par des parotides, qui de tous les exanthèmes spéciaux sont les moins désorganisateurs.

En effet, apparaissant à la fois ou successivement à peu d'intervalle des deux côtés du cou, ou plus communément d'un seul, pour que l'amendement notable dans les symptômes les plus fâcheux dont est toujours suivie leur éruption, se soutienne, il n'est pas nécessaire que ces engorgements si rapidement et si inopinément développés dans les régions maxillo-mastoïdiennes et cervicales, passent à l'état de suppuration. Plus remarquables par leur volume, l'élargissement de leur base, par la gêne des mouvements et la surdité qui les accompagnent, que par la douleur ou des élancements dont ils sembleraient devoir être le siége, la résolution s'y manifeste facilement et on ne peut plus heureusement surtout en s'y opérant avec une certaine lenteur.

Nouveau foyer de vie, sous l'influence duquel les actions organiques normales reprennent peu à peu leur empire accoutumé, il ne peut être efficace qu'autant qu'il est modéré; tandis qu'au contraire, quand un travail inflammatoire plus décidé s'en empare, même partiellement, il y a toujours à craindre un retour d'accidents du côté de l'encéphale, et alors les malades succombent à une réaction nouvelle dont les centres nerveux ne peuvent plus supporter l'impétuosité; ils succombent même sans donner à d'autres accidents, qui pourraient résulter d'une résorption purulente, le temps de se développer à leur tour.

Quelques médecins jugent convenable d'abandonner ces tumeurs à elles-mêmes; d'autres plus attentifs à en surveiller les progrès, se préoccupent des soins qu'exige leur excès d'activité, mais personne ne songe plus à y favoriser la suppuration. Cette pratique qui ne serait pas sans danger, n'aurait d'ailleurs aucune utilité, car le germe de la maladie ne se reproduit pas dans ces tumeurs, il ne s'y régénère pas; le principe qui leur donne naissance atténué et complétement dénaturé par les mouvements organiques, est encore susceptible d'être repris par l'absorption et éliminé par d'autres émonctoires.

C'est ce qui distingue les maladies dans lesquelles on les observe, et en général toutes les fièvres dont nous venons de parler, des maladies plus éminemment miasmatiques et réellement contagieuses, avec lesquelles néanmoins, sous leurs formes les plus sévères, il est bien facile de les confondre.

Ainsi s'applique aux fièvres d'Afrique, aux plus graves comme aux plus légères, la doctrine des crises, la pensée la plus médicale des siècles. Nous regrettons de n'en tracer qu'une bien faible esquisse, quand elle mérite une histoire; car si nous lui demandons la liaison des faits offerts en si grand nombre à l'observation, elle la fournit, elle les embrasse tous sans exception; si nous voulons interpréter ce cri des organes souffrants, interroger les symptômes, pénétrer ce que leur marche a souvent de tumultueux, d'interrompu, de caché par mille accidents divers, elle nous vient encore en aide. A l'orgueil des prétentions thérapeutiques, par les indications les plus précises elle répond : imitez. Et bien plus, par la révélation d'une admirable harmonie, d'une incomparable unité, grandissant la confiance au lit de la douleur, elle nous fait pressentir ce que pressentait Paré, en disant avec cette humilité qui est aussi le génie : *Je le pansai, Dieu le guérit.*

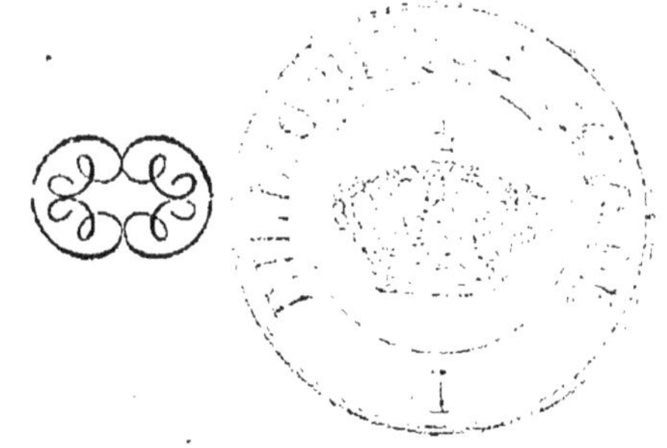

www.ingramcontent.com/pod-product-compliance
Ingram Content Group UK Ltd.
Pitfield, Milton Keynes, MK11 3LW, UK
UKHW022116190726
13855UKWH00003B/893

9 782013 464994